Christian Kuhn

Heilfasten

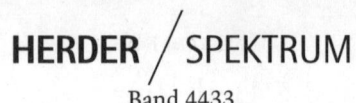

HERDER / SPEKTRUM

Band 4433

Das Buch

Fasten ist mehr als eine Methode, um das Gewicht zu reduzieren: Heilfasten betrifft den ganzen Menschen: seinen Körper, die Seele und den Geist. Der Autor führt in die Begriffe Ganzheit und Ganzheitsmedizin ein. Beim Heilfasten nach der Buchinger-Methode wird man nicht nur die lästigen Pfunde los, sondern entschlackt den ganzen Menschen: Plötzlich werden Bedürfnisse nach Ruhe und Besinnung wach, auf die man sonst in der Hektik des Alltags nicht hört. Wie sich Schlacken lösen, Giftstoffe durch das Fasten ausgespült werden, kommen auch manche Erinnerungen, psychische Blockaden hoch, die bearbeitet werden wollen. Und neben den psychischen können auch geistig-spirituelle Aufbrüche erfahren werden. Buchinger war einer der ersten Ärzte, die die heilende und heilsame Kraft des Fastens entdeckt haben. Christian Kuhn, leitender Arzt der Buchinger-Klinik in Überlingen, informiert über körperliche Abläufe (wann und wie fasten), erschließt die geistigen Quellen, die man dabei entdecken kann, und regt an zu einer ganzheitlichen Lebensführung. Das Buch begleitet alle, die sich auf diese innere Reise einlassen wollen.

Der Autor

Christian Kuhn, Dr. med., geboren 1947, aufgewachsen in Ahrensburg bei Hamburg, absolvierte sein Medizinstudium und die Ausbildung zum Arzt für Innere Medizin an der Universitätsklinik Hamburg-Eppendorf. 1984 begann er seine Psychotherapie-Ausbildung und wechselte an die Klinik Buchinger am Bodensee in Überlingen, deren ärztlicher Leiter er seit 1990 ist. 1986 war er Gründungs- und Vorstandsmitglied des Ärztlichen Arbeitskreises Heilfasten, der seit 1994 „Ärztegesellschaft Heilfasten und Ernährung" heißt und dessen 1. Vorsitzender er seitdem ist. Außerdem ist er Vorstandsmitglied des Zentralverbandes der Ärzte für Naturheilverfahren und arbeitet mit im LASSALLE-Haus, Zentrum für Spiritualität und soziales Bewußtsein, in Bad Schönbrunn/Schweiz.

Christian Kuhn

Heilfasten

Heilsame Erfahrung für Körper und Seele

Fasten nach der Buchinger-Methode

Herder

Freiburg · Basel · Wien

Gedruckt auf umweltfreundlichem,
chlorfrei gebleichtem Papier

Originalausgabe

Widmung

*Den beiden Frauen, die mir in diesem Leben
sehr viel Liebe gegeben haben, meiner lieben
Mutter Gisela zum 82. Geburtstag und meiner
lieben Frau Waltraud zu unserem
Silberhochzeitstag mit herzlichem Dank.*

Inhalt

Anhang: Jahreskreis und Lebenskreis

Vorwort

Es gibt viele sehr gute und wichtige Bücher zum Thema „Heilfasten". Von ihren Verfassern habe ich viel lernen dürfen und bin ihnen dafür sehr dankbar, allen voran Otto Buchinger, der mit seinem Geist in seinem Buch „Das Heilfasten" mir persönlich viel gegeben hat. In den zwölf Jahren, in denen ich mich inzwischen ärztlich und persönlich mit Heilfasten beschäftige, sind dadurch mein ganzheitliches Denken und meine eigene Spiritualität sehr gewachsen. Als Arzt bemühe ich mich um eine Kombination von sog. Schulmedizin (Diagnostik und Symptomtherapie), Naturheilverfahren bzw. komplementärer Medizin (Regulationstherapie) und Psychotherapie (Seele) und schließe die Dimension von Glauben und Spiritualität (Geist) mit ein.

Indem ich nun selbst ein Heilfastenbuch schreibe, möchte ich keinesfalls in Konkurrenz treten zu meinen Vor- und Mitautoren noch ihre Aussagen nur wiederholen, sondern mich bei ihnen bedanken und auf sie beziehen. Mein Motiv für dieses „noch ein Fastenbuch" ist, ein *ganzheitliches* Heilfastenbuch zu schreiben. Dazu versuche ich, im ersten Teil den Unterschied zu verdeutlichen zwischen dem reduktionistisch-monokausalen Denken und einem ganzheitlich-holistischen Denkansatz. Unter einer Ganzheitsmedizin verstehe ich die Betrachtung des Menschen als Einheit von Körper, Seele und Geist; davon handelt der zweite Abschnitt des ersten Teils und zeigt Möglichkeiten einer ganzheitlich gesunden Lebensweise als Prävention und Therapie von Krankheiten. Dabei geht es im *körper*lichen Bereich um eine gesunde Ernährung (die ich in Kapitel 12 ausführlich beschreibe), um regelmäßige Entschlackung (eben durch das Heilfasten) sowie um das Gleichgewicht von ausreichend Bewegung und Ruhe; im *seelischen* Bereich um emotionales Bewußt-Sein zum Entwickeln des Ich und Lernen von Glücklich-Sein, und im *geistigen* Bereich um spirituelles Üben von Liebe zum Erfahren von höchstem Glück im Loslassen-Können des Ich. Der ganzheitsmedizinische Ansatz weiß um die Wichtigkeit und das Zusammenhängen dieser drei Bereiche des Menschseins, die sich ständig wechselseitig beeinflussen. Ganzheitsmedizin sieht in Krankheit das Bewußt-Werden von Problemen auf dem Weg zur Höherentwicklung.

Bezogen auf das Heilfasten möchte ich dann zeigen, wie dieses den Menschen in seiner Ganzheit aus Körper, Seele und Geist erfassen und bewegen kann.

Auf der *körperlich*-materiellen Ebene findet im Fasten eine Regeneration, Entschlackung und Entgiftung, eine Lösung und Klärung (im Sinne von Reinigung) statt, krankhaft Verändertes und abgelagertes Zuviel werden abgebaut und ausgeschieden.

Auf der *seelisch-geistigen* Ebene kann das Heilfasten insbesondere in der Kombination mit Stille, Schweigen und Meditation nach innen führen, darin ein seelisch-emotionales Spüren des wahren Hungers vertiefen, Lösung und Klärung (im Sinne von Klar-Werden) ermöglichen und zu geistig-spirituellen Erfahrungen verhelfen. Dadurch kann die Übung von Verzicht und Loslassen nach außen einen heilsamen Gewinn nach innen bringen.

Über das Heilfasten hinaus möchte ich (in Kapitel 10) für die im Alltag häufigsten und wichtigsten Krankheitsbereiche der westlichen Welt (1. Herz-Kreislauf-Erkrankungen mit den Risikofaktoren Dysstreß, Hypertonie, Hypercholesterinämie und Rauchen und 2. Störungen des Immunsystems mit Problemen wie chronisch-entzündlichen Erkrankungen, Allergien, AIDS und Krebs) versuchen, einen ganzheitlichen Ansatz für Prävention und Therapie aufzuzeigen.

Dabei hat das Heilfasten einen bedeutenden Stellenwert für etwa drei Wochen im Jahr als heilsame und heilige Zeit. Diese Zeit kann und soll wichtige Impulse und Motivation geben für die übrigen 49 Wochen des Jahres. Die gesunde Lebensweise einschließlich gesunder Ernährung beschreibe ich im Kap. 12.

Gesundheit ist sowohl Geschenk und Gnade als auch Bemühen und Bewußt-Sein. Dabei möchte dieses Buch helfen.

Im Anhang zeige ich den Jahreskreis in unseren mittleren westlich-christlichen Breitengraden mit den typischen Fastenzeiten im März und November. Darüber hinaus möchte ich zeigen, wie die zwölf astrologischen Themen dieses Jahreskreises den Lebensphasen und Persönlichkeitsmerkmalen entsprechen.

Erster Teil
Was ist „Ganzheit"?

Ganzheit ist ein Begriff, der in der heutigen Zeit zunehmend häufig gebraucht und teilweise auch mißbraucht wird, ähnlich wie andere große Wörter wie Liebe und Frieden, von denen der heutige Mensch spürt, daß sie wichtig, aber im realen Leben stark gefährdet sind.

Wir erleben seit den 60er Jahren dieses Jahrhunderts eine sich langsam vollziehende „Wendezeit" im Bewußtsein der Menschen in der westlichen Welt. Jahrtausendelang war das Denken des Menschen archaisch-magisch-mythisch mit innigen Beziehungen zu Naturgottheiten und Dämonen, aber immer mit dem tiefen Wissen um das Eingebundensein in eine kosmische Ordnung.

1. Westliches reduktionistisch-monokausales Weltbild

Im 16. Jahrhundert kam die erste wichtige Wende, als Kopernikus (1473–1543), Kepler (1571–1630) und Galilei (1564–1642) beweisen konnten, daß die Erde sich um die Sonne dreht und nicht umgekehrt, wie vorher angenommen. Es begann ein neues Denken und Messen, das im 17. Jahrhundert von Descartes (1596–1652) und Newton (1643–1727) im Sinne der sog. *Aufklärung* fortgeführt wurde. Man zerlegte das Ganze ana-lytisch (griechisch: auf-lösend) in einzelne, meßbare Teile (*reduktionistisch* von lateinisch: reducere = zurückführen) und untersuchte einzelne, definierte Ursachen (*monokausal*) und ihre linearen Wirkungen (z. B. das von Robert Koch gefundene Tuberkel-Bakterium als die Ursache für eine Tuberkulose-Erkrankung. Man fragte noch nicht, warum es so viele individuell unterschiedliche Verläufe der gleichen Erkrankung bei gleichem Erreger gibt). Dieses reduktionistische, monokausale und mechanistisch-lineare Denken hat seitdem bis heute eine Fülle von Wissen in der naturwissenschaftlichen Erforschung der Vorgänge des Lebens gebracht.

Aber dieses Denken verlor teilweise die geisteswissenschaftlichen Grundlagen von Ethik und Spiritualität. Das patriarchale, männlich betonte Machen-Wollen verband sich mit wirtschaftlichen und politischen Machtinteressen, und es wurde und wird oft alles theoretisch Machbare von den Mächtigen gemacht, ohne zu fragen, ob es sinnvoll ist, weil man nur *eine* Wirkung sieht und die anderen sich daraus ergebenden zu wenig berücksichtigt. So sind heute mit vielem, was wir Fortschritt nennen, die Grenzen des Denk- und Machbaren erreicht. Auf der Schattenseite entstanden wirtschaftliche und soziale Ungleichgewichte und Unfrieden. Heute besteht die Möglichkeit, daß der gesamte Planet Erde durch eine atomare und/oder ökologische Katastrophe untergeht.

2. Westliches ganzheitlich-holistisches Weltbild

An den Grenzen des Meß- und Machbaren in Naturwissenschaft, Technik und Gesellschaft wächst jetzt in einer neuen „Wendezeit" einerseits ein sog. *ganzheitliches, holistisches* (griechisch: holos = ganz) oder auch integrales Denken, das multikausal (mehrere Ursachen) und deshalb nicht linear die Vorgänge des Lebens in regelkreisartigen, kybernetischen Abhängigkeiten und in miteinander vernetzten Zusammenhängen betrachtet. (Zum vorher genannten Beispiel: Für den individuellen Verlauf jeder Erkrankung, ob Tuberkulose, Herzinfarkt oder Krebs, spielen Ernährung und Psyche und unter Umständen auch Umweltschadstoffe und Hygiene und anderes eine wichtige Rolle.) Die netzwerkartigen Zusammenhänge sind so großartig und groß an Zahl, daß man sie Chaos nennt: Sie überschreiten die Grenzen der logischen, analytischen Computersysteme.

In Anbetracht einer dennoch vorhandenen Ordnung in diesem Chaos und angesichts des Verlustes von Ethik und Spiritualität beginnt andererseits gleichzeitig wieder die Suche nach inneren Werten anstatt nach Meßwerten und wächst ein Glauben an eine höhere, den menschlich-rationalen Beweis übersteigende Ordnung und Kraft innerhalb der Schöpfung, die im Westen „Gott" genannt wird.

3. Westlich-christliche Kirche

Aber mit diesem Begriff „Gott" tut der *westlich-christliche* Mensch sich heute teilweise ebenso schwer wie mit der von Menschen (ein-)geführten Institution *Kirche.* Diese Kirche gibt Vielen Halt und innere Hilfe und organisiert karitative, äußere Hilfe. Wo aber auch in dieser Kirche Macht- und Geldinteressen vorherrschen und Menschen durch sie in ihrer freien Verantwortung eingeschränkt werden, tritt das Prinzip Liebe zurück. Es wird – teils noch von erhöhter Kanzel – ein alttestamentarischer, drohender Gott gepredigt, der von oben her den sündigen, schuldigen Menschen zur Sühne und Buße aufruft und ihn eventuell mit Unglück und Krankheit bestraft.

Mit der Menschwerdung in Jesus Christus gerät die Liebe eindeutig in den Vordergrund, die Gnade und Vergebung und Solidarität mit den Schwächeren (lesen Sie noch einmal das Gleichnis vom verlorenen Sohn oder die letzten Worte am Kreuz). Die Mystiker aller Religionen haben diesen Gott schon immer nicht „oben", über oder außerhalb des Menschen, sondern innen in ihrem Herzen zu empfinden versucht, indem sie in der inneren Versenkung (Mystik von griechisch „myein" = Augen schließen, sich versenken) die Vereinigung (unio mystica) des menschlichen Ich mit dem göttlichen Geist geübt haben, was im Osten „Erleuchtung" genannt wird.

Nachdem die Mystiker von der westlichen „Amtskirche" oft eher kritisch gesehen und an den Rand gedrängt wurden, kommt nun in die Suche des westlichen Menschen nach diesem göttlichen Geist seit den 60er Jahren (für einige auch schon früher) eine geistige Befruchtung aus dem *Osten* mit seinen *Weisheitslehren,* die alle schon älter sind als die christlichen.

4. Östliche Weisheit

4.1. Hinduismus, Yoga, Reinkarnation, Karma

Die älteste ist der *Hinduismus* mit seinen Schriften der Veden, die zwischen 1500 und 500 v. Chr. aufgeschrieben wurden und auch Grundlage der ayur-vedischen Gesundheitslehre sind. Die Veden enthalten das bekannte Epos der Mahabharata (6. Jh. v. Chr.), das das spirituelle Gedicht der Bhagavad Gita enthält vom Kampf des Kriegers auf der Suche nach Erleuchtung.

Die Praxis dieses Weges ist das *Yoga*, die mystisch-spirituelle „Vereinigung" (= Yoga) von Atman, der individuellen menschlichen Seele mit Brahman, der letzten Wirklichkeit oder dem Wesenskern aller Dinge (entsprechend unserem Gottesbegriff). Der achtfache Yoga-Pfad besteht aus:

1. Yama, die Regeln sozialen Verhaltens;
2. Niyama, der Kodex persönlicher Lebensführung;
3. Asana, Körperstellungen und Übungen;
4. Pranayama, rhythmischer Atem;
5. Pratyahara, Loslösung;
6. Dharana, Konzentration;
7. Dhyana, Meditation;
8. Samadhi, Erleuchtung.

Brahman ist nicht zu verwechseln mit dem Gottesaspekt Brahma, dem Weltenschöpfer (meist vierköpfig dargestellt), mit dem weiblichen Aspekt, der Göttin Sarasvati, Göttin der Kunst und des Wissens. Daneben gibt es die Gottheit Vishnu, den Welterhalter (mit vier Händen), mit den letzten Inkarnationen Rahma, Krishna (dem Wagenlenker des Kriegers Arjuna in der „Gita") und Buddha und mit dem weiblichen Aspekt der Göttin Lakshmi, der Göttin der Schönheit, des Glücks und des Reichtums. Der dritte ist Gott Shiva, der zugleich Zerstörer und Erneuerer ist, mit dem weiblichen Aspekt der Göttin Parvati, Sinnbild des Mütterlichen und Verkörperung der göttlichen Energie „Shakti".

Wichtiger Bestandteil des hinduistischen Glaubens ist das Wissen um die *Wiedergeburt* (Reinkarnation), das sowohl vom Buddhismus als auch noch vom frühen Christentum übernommen wurde. Christus wird von den Hindus auch als

Reinkarnation Vishnus bzw. Buddhas angesehen. Er selbst bezeichnete z. B. Johannes den Täufer als Wiedergeburt des Propheten Elias. Von der christlichen Kirche wurde die Wiedergeburtslehre erst auf dem Konzil von Konstantinopel 553 durch knappen Mehrheitsbeschluß abgeschafft. Seitdem wird der Christ nur einmal wiedergeboren im „Himmlischen Jerusalem". Dort könnte er aber auch verschiedene Formen des Seins durchleben im Sinne von mehreren Wiedergeburten bzw. Auferstehungen.

Im Hinduismus gilt die individuelle Seele als ewig, der Tod als der natürliche Wechsel der Seele von einem Körper in einen anderen im Kreislauf des „Samsara", des „Rades der Wiedergeburten" im Sinne einer Seelenwanderung. Dabei soll die Seele Atman sich in jedem Leben bewußter hinentwickeln auf „Moksha", die Befreiung von Samsara in der Erkenntnis, daß alles eins ist in Brahman. Am Ende von Samsara steht „Nirwana", das Nichts oder die Leere, das Loslassen-Können von allem und auch vom Ich und gleichzeitig Sich-verbunden-Wissen mit allem, mit dem All-Einen, dem Uni-Versum. Nirwana entspricht der christlichen Vorstellung von Himmel, Rückkehr in die Einheit mit dem Göttlichen ins Paradies (siehe Kapitel 11).

Das Samsara wird bestimmt von „Karma", der Aktion, der dynamischen, schöpferischen Kraft, die das Gesetz von Ursache und Wirkung ist: Negatives Denken, Reden und Tun verursacht Leiden nach außen und kommt als Leiden auf den Verursacher zurück, in diesem oder einem nächsten Leben. Das Positive, die Liebe, hilft Leid zu vermeiden und zu lindern bei anderen und uns selbst und immer schon in diesem Leben. Im Neuen Testament heißt es: „Was ihr säet, das werdet ihr ernten." Wir können uns also schon hier und jetzt Hölle oder Himmel auf Erden bereiten.

Im Zusammenhang von Karma und Leiden wird oft das Wort „Schuld" gebraucht. Wir seien selbst schuld an unserem Leid. Das Wort Schuld würde ich nur verwenden nach vorsätzlichem, bewußtem Zufügen von Leid. Karma geschieht auch ungewollt und unbewußt und wird eben durch Leiden bewußt. Wir sind nicht bewußt schuld an unserem Leid, aber wir haben es verursacht, wir tragen die Ver-Antwortung dafür, weil es die Antwort auf unser Denken, Reden und Tun ist. So ver-antworten wir auch, ob unser Leiden zunimmt und chronisch wird, wenn wir uns nicht aktiv verantwortungs-bewußt damit beschäftigen oder ob wir es bewußt erlösen durch Vermehrung der Liebe. Liebe von anderen kann uns dabei helfen, das ist Gnade, wie Jesus Christus sie gelehrt und gelebt hat.

4.2 Buddhismus, Zen

Eine weitere, östliche, philosophische Religion ist der *Buddhismus*. Er wurde gegründet von Siddharta Gautama (560–470 v. Chr.), selbst Hindu, geboren in Nordindien, im heutigen Nepal. Er lebte in dem gleichen hochspirituellen Zeitraum, in dem die Bhagavad Gita entstand und in dem in China Laotse (604–520 v. Chr., siehe S. 23) und Konfuzius lebten und wirkten, Zarathustra in Persien (um 600 v. Chr., Begründer des Parsismus) und Pythagoras (582–496 v. Chr.) und Heraklit (540–480 v. Chr.) in Griechenland. Mit 29 Jahren verließ Gautama Frau und Sohn in der Erkenntnis, daß das irdische Leben Leid und Vergänglichkeit ist. Nach sieben Jahren der Entsagung und des Fastens als Asket erkannte er, daß dieser Weg nicht zur Befreiung vom Leiden führt. In der Meditation unter einem Bodhi-Baum im Wald erlangte er die Erleuchtung als Buddha (das heißt „Der Erleuchtete") in der Erkenntnis der Illusion des Ich und der Möglichkeit der Befreiung davon. Seine danach weitergegebene Lehre (Dharma) basiert auf den *vier edlen Wahrheiten:*

1. Leben auf Erden ist Leiden.
2. Die Ursachen des Leidens sind Unwissenheit durch Anhaften des Ich, Verhaftetsein an die irdischen, vergänglichen und sich ständig wandelnden Erscheinungsformen und deren Kreislauf des „Samsara", und es sind die daraus entstehenden Kräfte des „Karma" mit den Leid verursachenden Emotionen der Polarität von Begierde (Anziehung) und Haß (Abstoßung).
3. Die Überwindung des Leidens hin zum Zustand der Befreiung, des „Nirwana", ist möglich durch
4. den *„Edlen achtfachen Pfad"* (einen mittleren Weg zwischen Genuß und Askese): Rechte Anschauung, rechte Gesinnung, rechtes Reden, rechtes Handeln, rechte Lebensführung, rechtes Bemühen, rechte Achtsamkeit, rechte Meditation.

Die erstrebte Geisteshaltung des Buddhisten nach innen und außen ist die *heitere Gelassenheit* in dem Wissen um die Vergänglichkeit und den Wandel.

Es werden zwei Schulen des Buddhismus unterschieden: Der Hinayana (sog. kleines Fahrzeug) strebt nach der Erleuchtung des einzelnen, der Mahayana (großes Fahrzeug) möchte auf dem Weg zur Erleuchtung, der Entwicklung der eigentlichen Buddhaschaft, nicht nur sich selbst, sondern auch andere vom Leiden befreien. Es gibt im tibetischen Mahayana-Buddhismus und auch bei Jesus Christus die Vorstellung, daß wir – wenn unsere Liebe stark genug ist – versuchen können, Leiden von anderen abzunehmen und statt ihrer auf uns zu nehmen und in Liebe zu transformieren (sog. Tonglen-Meditation) und den anderen so beim Lösen ihres Karmas, beim Tragen ihres Kreuzes, helfen zu können. Das ist, was Liebe wirklich ist und wo Jesus Christus sagt: „Liebe deinen Nächsten wie dich selbst..." Das ist das Ideal eines „Bodhisattva", das sich in *Liebe und heilender Hinwendung* zu allen Wesen äußert, und die Buddhisten erkennen auch Jesus Christus als hohen Bodhisattva an.

Weil das höchste Ziel der Liebe und die Liebe gleichbedeutend mit dem Göttlichen ist, ist der Buddhismus eine Religion und nicht „nur" eine Philosophie der Befreiung vom Leid. Wo Jesus Christus sagt: „Liebet eure Feinde", formuliert der tibetische Buddhismus sehr anschaulich: „Möge derjenige Mensch, der mir die größten Probleme bereitet und Enttäuschungen und Schmerz zufügt, mein bester Lehrer sein." In der Erkenntnis, daß alles und alle eins sind im „Dharmakaya" (entspricht dem Brahman der Hindus und dem Göttlichen), „entwickle ich", so seine Heiligkeit, der XIV. Dalai-Lama als höchster lebender Vertreter der Mahayana-Schule in seinem Buch „Logik der Liebe", „ein liebendes Herz, das unter dem Eindruck der leidenden Lebewesen wünscht, daß alle glücklich sind, das in jedem das Gute sieht und jedem Glück wünscht... und werde mich dafür einsetzen, daß alle vom Leiden und seinen Ursachen befreit und mit Glück und seinen Ursachen beschenkt werden."

Dieser XIV. Dala-Lama, geboren 1935, erhielt 1989 den Friedens-Nobelpreis, 30 Jahre nach der Vertreibung aus seinem

Heimatland Tibet durch die chinesischen Invasoren. Er lebt als höchster spiritueller und politischer Führer der Tibeter seit 1959 in Dharamsala in Nordindien im Exil und bemüht sich von dort um die Unabhängigkeit seines Landes. Trotz großen Leids, das die Chinesen ihm und seinem Volk zugefügt haben und weiter zufügen, hält er konsequent an der Gesinnung von Gewaltlosigkeit und liebendem Mitgefühl fest!

Die seit den 60er Jahren im Westen zunehmend verbreitete Praxis des Buddhismus ist die Meditation des Zen, japanisch Zazen. Es ist die in Japan ab dem 7. Jahrhundert n. Chr. entwickelte Form und Technik der Meditation im aufrechten Sitzen, „gut gespannt und zugleich gelöst" (Jesuitenpater und Zen-Lehrer Niklaus Brantschen) und im Schweigen zur Erreichung der inneren Erfahrung „von der absoluten Einheit allen Seins, in der es weder ein für sich bestehendes Ich, noch irgendein Einzelding und daher auch keinerlei Gegensätze gibt", wie Hugo M. Enomiya-Lassalle es formuliert. Sowohl von Lassalle (1898–1990, Jesuit seit 1929 in Japan, seit 1940 in Hiroshima, wo er den Atombombenabwurf am 6. August 1945 in 1000 Meter Entfernung erlebte und 45 Jahre überlebte und wo er die Weltfriedenskirche initiierte, bei der er auch beigesetzt ist) als auch von seinem Zeitgenossen und Freund Karlfried Graf Dürckheim (1896–1992, Philosoph, 1937–1945 in Japan, 1948 Aufbau des „Zentrum für initiatische Therapie" in Todtmoos-Rütte im Schwarzwald), die beide von der christlichen Tradition kommen, wird diese Zen-Erleuchtung „satori" als identisch mit der „unio mystica" der christlichen Mystiker (Meister Eckhart, Johannes Tauler, Johannes vom Kreuz und andere) und der Mystiker aller Religionen gesehen. Diese beiden haben über den Zen-Weg den Dialog zwischen östlichem und westlichem Denken sehr bereichert.

Im Zen wird der Weg des Menschen zur Erleuchtung „satori" mit den zehn altchinesischen Ochsenbildern veranschaulicht (sehr schön beschrieben von Niklaus Brantschen in seinem Buch „Der Weg ist in Dir"). Zen kam aus China nach Japan und ist deswegen auch stark vom chinesischen Taoismus (siehe S. 22) mitgeprägt. Der Ochse ist das Bild für unser Wahres, Höheres Selbst:

Im ersten Bild wird dem Hirten bewußt, daß er seinen Ochsen verloren hat, obwohl er nie wirklich von ihm getrennt sein kann, und er macht sich auf die Suche. Im zweiten Bild findet er die Spur, im dritten Bild den Ochsen selbst, sich selbst. Im vierten Bild fängt er mit viel Mühe (viel Üben) den Ochsen ein, der immer wieder ausbrechen möchte. Im fünften Bild zähmt er ihn, im sechsten Bild sitzt er glücklich und zufrieden auf dem Rücken des Ochsen und spielt auf der Flöte. Das siebte Bild heißt: Der Ochse ist vergessen (ins Bewußtsein integriert), der Hirte bleibt. Das achte Bild ist ein leerer Kreis, „die vollkommene Vergessenheit von Ochs und Hirte", das Erreichen des Nirwana, dem im neunten Bild die „Rückkehr in den Grund und Ursprung" folgt, die Erfahrung eines Eins-Seins mit dem Ganzen, die Erleuchtung. Nach dieser folgt dann im letzten, zehnten Bild „das Hereinkommen auf den Markt mit offenen Händen"; mitten im Alltag hilft der Weise, „die betrunkenen Menschen zu sich selbst erwachen zu lassen". Dies ist das Wesen eines Bodhisattva und eines Jesus Christus.

Im Zen wird sehr stark die Achtsamkeit im Alltag betont und geschult, das Beachten des Hier und Jetzt, um für alles Gute und Schöne dankbar zu sein und um in Fügungen und Begegnungen karmische Bedingtheit und Lernmöglichkeit zu sehen.

4.3 Yin und Yang, Tao

Eine weitere ältere, östliche Philosophie zur Erklärung des Lebens kommt aus China, die *Philosophie des Yin und Yang*, die Weisheit von den polaren Gegensätzen der Erscheinungsformen auf dieser Erde. Die älteste Schrift dazu, das „I Ching" (oder „I Ging"), das Buch der Wandlungen, soll in seinen Anfängen ebenfalls bis ca. 1500 v.Chr. zurückreichen und ist für die Chinesen vergleichbar mit anderen heiligen Schriften wie den Veden und der Bibel. Mit seinen 64 Hexagrammen, die jeweils aus zwei Trigrammen, aus drei unterbrochenen (Yin) oder durchgehenden (Yang) Linien bestehen, ist es ein Weisheitsbuch, das auch als Orakel benutzt wurde und wird. Aus dem

6. Jahrhundert v. Chr. (siehe oben) stammt ein weiteres, wichtiges chinesisches Buch, das Tao Te Ching (Ching = Buch), das Buch vom Weg (Tao) und der Kraft (Te). Als Autor gilt Laotse (wörtlich „alter Meister"), der Begründer des Taoismus, Zeitgenosse seines Landsmannes Konfuzius, dessen Lehren mehr philosophisch-politisch waren, während der Taoismus eher mystisch-spirituell ist. Die wichtigste Lehre des Laotse ist die vom Nicht-Streben (wie in der Zen-Meditation), von der Demut und dem Vertrauen in die dynamische Selbstregulation von Yin und Yang in ständigem Wechsel eines Voneinander-abhängig-Seins und Aufeinander-bezogen-Seins im Rahmen einer übergeordneten Einheit, dem Tao, das auch dem christlichen Gott entspricht. Der 16. der insgesamt 78 Verse des Tao Te Ching heißt:

„Erreiche die äußerste Passivität;
Halte fest an der Grundlage der Ruhe.
Die 10 000 Dinge nehmen Gestalt an und steigen zur Tätigkeit auf,
Ich aber sehe zu, wie sie zur Ruhe zurückkehren.
Wie Pflanzen, die üppig sprießen,
Aber zur Wurzel, zur Erde zurückkehren, der sie entsprossen sind.
Zur Wurzel zurückkehren, ist Stille,
Es heißt, zum eigenen Schicksal zurückkehren.
Zum eigenen Schicksal zurückkehren heißt, das ewige Gesetz finden.
Das ewige Gesetz erkennen ist Erleuchtung.
Wer das ewige Gesetz erkennt, ist duldsam.
Da er im Einklang mit der Natur ist, ist er im Einklang mit dem Tao.
Da er im Einklang mit dem Tao ist, ist er ewig,
Und sein ganzes Leben ist von Unheil bewahrt."

Das Symbol des Tao ist das chinesische Symbol T'ai-chi T'u oder „Diagramm des allerhöchsten Prinzips" (siehe Tabelle).

Der Kreis symbolisiert die göttliche Einheit des Tao, den GEIST, darin die beiden sich ineinander bewegenden und ineinander enthaltenden und im Kreis vereinten Polaritäten von Yin und Yang, die durch einige Beispiele erläutert werden sollen.

Yin und Yang sind auch die Grundlagen der traditionellen chinesischen Medizin (TCM), die heute das Denken der westlichen Medizin bereichert, vor allem in der Anwendung der Akupunktur.

YIN	TAO GEIST	YANG
Erde		Himmel
unten		oben
Wasser		Feuer
feucht		trocken
weich		hart
Mond		Sonne
Nacht, dunkel		Tag, hell
kalt		heiß
(nach) innen		(nach) außen
abnehmen		zunehmen
leer		voll
passiv	sowohl –	aktiv
Ruhe	als auch	Bewegung
Struktur		Energie
Materie		Information
Körper		Intellekt
Emotion, Gefühl		Ratio, Verstand
Intuition		Analyse
weiblich (Venus)		männlich (Mars)
empfangen	LIEBE	geben
geschehen lassen		machen wollen
Verzicht		Macht
rechte Hirnhälfte	EINHEIT	linke Hirnhälfte
linke Körperseite	GANZHEIT	rechte Körperseite
basische, vegetarische Nahrung		saure, tierische Nahrung
FASTEN		ESSEN

23

5. Esoterik und Astrologie

Nach diesem Ausflug in den Osten nun zurück in den Westen mit dem Wissen, daß alle diese Anschauungen und Religionen ein und dasselbe Gesetz des Lebens meinen.

Sehr interessant ist der Hinweis, daß der griechische Philosoph und Fast-Zeitgenosse von Laotse, Heraklit von Ephesus, mit seinem berühmten Wort „panta rhei" (alles fließt) offenbar auch taoistisch gedacht hat, wenn er z. B. die Dynamik der Welt vergleicht mit einem „ewigen Feuer, aufflammend nach Maß und erlöschend nach Maß".

Auch die Eingeweihten der *Esoterik* des Westens wußten schon seit dem sog. Altertum um die Einheit von allem in den polaren Gegensätzen. Zum Beispiel stehen sich im Horoskop der *Astrologie* (siehe auch Anhang) das männliche Prinzip des Mars im Sternzeichen Widder im 1. Haus und das weibliche Prinzip der Venus im Sternzeichen Waage im 7. Haus gegenüber. Die esoterische Weisheit der Astrologie (die drei Weisen aus dem Morgenland waren Astrologen aus Babylon) zieht Erkenntnis aus dem Er-Kennen der Gesetze der analogen Entsprechungen zwischen den Vorgängen am (Sternen-)Himmel und auf der Erde, zwischen Makrokosmos und Mikrokosmos, und versucht – ähnlich dem I Ging – aus der Kenntnis der Gesetzmäßigkeiten und Prinzipien Zukunftsvorhersagen für Gesellschaft und Individuum zu geben, die allerdings wie bei jedem Orakel mit Vorsicht zu handhaben sind. Das Horoskop und die Sterne beeinflussen nicht die Menschen, sondern sind das analoge Abbild von Möglichkeiten.

Das Gesetz „Makrokosmos entspricht Mikrokosmos" heißt im Tao und in der Esoterik *„Wie oben, so unten"*, im Christentum „Wie im Himmel, so auf Erden" und in der Mystik „Siehe das Reich Gottes ist in Euch (Lk 17,21)".

Ein zweites Gesetz in Tao und Esoterik lautet *„Wie innen, so außen"*. Dies heißt auf den Menschen angewendet, wie er innen ist, wie er innerlich eingestellt ist, wie er denkt, so lebt, redet und handelt er auch nach außen und gestaltet sein Leben und seine Umwelt und seine und ihre Gesundheit. Sein Denken war – damit kommen wir zurück zum Ausgangspunkt – bisher und ist es teilweise noch immer 1. reduktionistischmonokausal und 2. oft egozentrisch bzw. anthropozentrisch und zu wenig ethisch und spirituell. Das neue, ganzheitliche Denken mit dem inneren Wissen um vernetzte Zusammenhänge in Gesellschaft und Natur und um karmische Vernetzungen zwischen fühlenden Wesen schafft eine neue äußere Welt mit neuen sozialen und ökologischen Formen.

Ein weiteres wichtiges, wohl das wichtigste Gesetz und Prinzip von Tao, Esoterik und ganzheitlichem Denken liegt in der Erkenntnis, daß es nicht ein monokausales, lineares Entweder-Oder gibt, sondern daß alles eins ist und die Ganzheit mehr ist als die Summe der Teile und daß die Teile aufeinander bezogen sind im Sinne eines *Sowohl-Als-auch.* Das bedeutet die Wendezeit im Bewußtsein, daß Ent-Zweiung, Aufteilung in Einzelteile, die quantifizierbar sind und einzeln bewertet werden, wieder eingebunden werden muß in das Ganzheitliche des Tao.

Vom Tao als Modell der Ganzheit lernen wir auch, daß das männliche Prinzip des Yang, des Patriarchats, das in der westlichen Welt einen gewissen Höhepunkt erreicht hat, sich jetzt zurücknehmen muß, um mit dem Yin in ein Gleichgewicht zu finden. Dieses gleichgewichtige Eins-Sein von Männlichem und Weiblichem, von einem Ich und einem Du, ist *Liebe* und wird im Westen mit dem Symbol des Herzens dargestellt, bei dem sich zwei Rundungen zu einer Spitze vereinen. In dem Herzen des Menschen, seiner Mitte, dem mittleren der sieben sog. Chakren (Energiezentren), ist auch der Sitz des Göttlichen. „Das Prinzip Liebe" betitelt Heinrich Spaemann eines seiner Bücher und schreibt: „Wir sind erschaffen aus Liebe. Weil sie das uranfängliche, das allem anderen Vorauf- und Zugrundeliegende ist, darum muß sie auch die Sinnspur in allem Geschaffenen sein, das Prinzip."

Aus dieser Liebe kommen wir, nach ihr sehnen wir uns, ihretwegen leben wir, haben wir diesen Körper und dieses Ich, um uns damit auf die große Liebe hinzuentwickeln. Sie wird in allen Religionen gleichgesetzt mit dem göttlichen *Geist,* dem Höheren Selbst, Brahman, Dharmakaya, Tao, Allah, Javeh, dem All-Einen.

6. Was ist Ganzheitsmedizin? – Körper – Seele – Geist

Im Hinblick auf den Menschen bedeutet Ganzheit die Einheit von Körper, Seele und Geist (siehe Abb. 1).

Abb. 1:

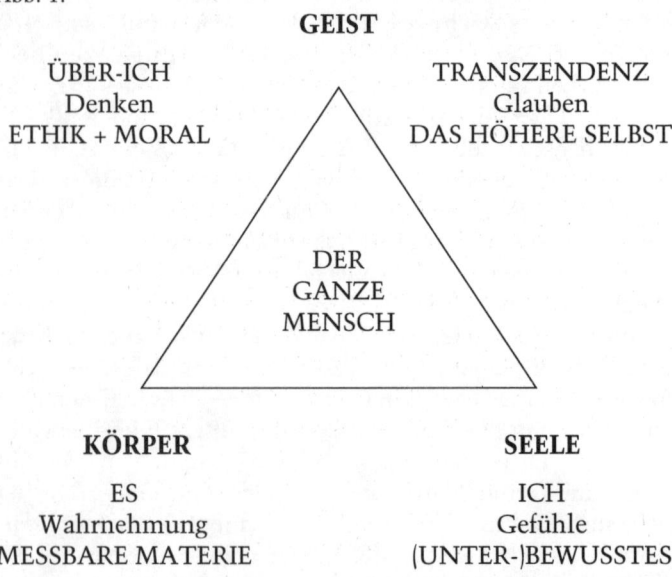

GEIST

ÜBER-ICH
Denken
ETHIK + MORAL

TRANSZENDENZ
Glauben
DAS HÖHERE SELBST

DER
GANZE
MENSCH

KÖRPER

ES
Wahrnehmung
MESSBARE MATERIE

SEELE

ICH
Gefühle
(UNTER-)BEWUSSTES

Der *Körper* ist die grobstoffliche Materie, die wie alles Leben auf der Erde dem Gesetz von Polarität und Wandlung unterliegt, von Geborenwerden und Sterben, von Zusammenfügen und Auflösen, von Zunehmen und Abnehmen und von Wachstum und Verfall. Diese Polarität und Wandlung betrifft sowohl den Menschen als Ganzes als auch mit unterschiedlichen Geschwindigkeiten und Rhythmen die einzelnen Organe und Gewebe und deren Zellstoffwechsel.

Der Körper verwandelt von außen zugeführte Stoffe zusammen mit über die Lungen eingeatmetem Sauerstoff in innere, eigene Struktur- und Funktionsmaterie und Energie, und er gibt gewisse Endprodukte seines Stoffwechsels über verschiedene Ausscheidungsorgane wieder nach außen ab. Für die Verteilung und Regelung sorgen ein fein verzweigtes

Gefäßsystem mit einer zentralen Pumpe, dem Herzen, ein Nervenfasersystem, ein genetisch codiertes Programm in den Zellkernen und Tausende von chemischen sog. Botenstoffen (Transmitter, Hormone), die sich in ebensovielen Regelkreisen gegenseitig kontrollieren. Der Körper reagiert über diese Regelkreise auf Reize der Außenwelt mit entsprechenden Anpassungsvorgängen. Diese Vorgänge sind biologisch-chemisch und physikalisch bis zu einem gewissen Grad meßbar.

Der Körper braucht zum richtigen Funktionieren also eine gesunde Ernährung, genügend Sauerstoff bei gutem Kreislauf, eine ordentliche Entschlackung und ein gewisses Gleichgewicht von Bewegung und Ruhepausen. Die Bewegung aktiviert den Kreislauf und damit die Versorgung der Zellen mit Sauerstoff und Nährstoffen und deren Entsorgung von Kohlendioxid und „Schlackenstoffen". Außerdem gewährleistet der Kreislauf die Kommunikation der Zellen und Gewebe untereinander durch den Transport der Botenstoffe. – Die Ruhe gibt Zellen und Geweben Gelegenheit, die von außen aufgenommenen Stoffe im Innern zu verarbeiten, entweder für eigene Regeneration oder Wachstum oder zur Weitergabe an andere Zellen.

In der naturwissenschaftlichen sog. Schulmedizin werden Störungen dieser körperlichen Funktionsabläufe ähnlich wie bei einer komplexen, technischen Maschine entweder als ohne ersichtlichen Grund plötzlich auftretend oder von außen kommend oder durch Verschleiß bedingt angesehen. Es wird versucht, sie chemisch-pharmakologisch oder mechanistisch-operativ zu beheben. Die Bedeutung von Ruhepausen wird wie bei einer technischen Maschine meist unterschätzt. Ruhe gilt als unproduktiver Stillstand und wird eher negativ bewertet; als positiv gelten Aktivität, Effektivität und Leistung. Bei der Maschine Mensch werden seelische und geistige Störungsursachen – wenn überhaupt – entweder als unbedeutend betrachtet oder als nicht therapeutisch beeinflußbar, quasi schicksalhaft.

Störungen des körperlichen Wohlbefindens können aber aus ganzheitsmedizinischer Sicht nicht nur aus Fehlbelastung durch Ernährung oder Umwelt resultieren, sondern auch Ausdruck von Schwierigkeiten im seelischen oder geistigen Bereich sein. In den 70er Jahren wurde von der naturwissenschaftlichen Forschung mit den neuen Möglichkeiten der Aminosäure-Sequenzanalyse von Eiweißmolekülen eine Vielzahl von sog. Peptidhormonen mit Botenstoff-Charakter beschrieben. Diese Botenstoffe vermitteln die Kommunikation sowohl der Zellen untereinander als auch zwischen den Zellen und dem Gehirn; in ihm findet man eine auffallend hohe Rezeptordichte für diese Peptidhormone in der Region des sog. Limbischen Systems, dem „Sitz der Gefühle". Damit hat nun die Kommunikation zwischen Seele und Körper, die Psycho-Somatik, auch einen morphologisch-anatomischen Beweis. Der empirische Beweis existierte schon immer. Wo in ganzheitsmedizinischem Sinne der seelisch-geistige Bereich in die Behandlungsstrategien von körperlichen Störungen miteinbezogen wird, sind teilweise eindrucksvolle Verbesserungen der Krankheitsverläufe und Heilerfolge möglich.

Seele gehört wie Geist zum feinstofflichen, nicht chemisch-physikalisch meßbaren Bereich und wird deshalb und wegen der schwierigen Definition von Geist oft mit diesem zusammen als seelisch-geistiger Bereich bezeichnet. Das ist soweit verständlich, weil es auch eine breite Überschneidung von beiden gibt.

Die Seele (griechisch „psyche", lateinisch „anima") ist das Ich, das Ego, die individuelle Persönlichkeit, die – analog dem Körper – auch mit der Außenwelt, mit einem Du oder mit einer Gruppe kommuniziert, und zwar mehr oder weniger bewußt über den Bereich des Fühlens, auch des Sich-Fühlens und der Ge-Fühle wie Angst, Ärger, Trauer, Schmerz, Lust (Libido), Freude, Selbstwert und (Selbst-)Sicherheit. Diese Gefühle fließen in die jeweiligen Verhaltensaktionen und -reaktionen ein, die die sog. Transaktionsanalyse von Eric Berne und anderen über die drei Ich-Zustände des Kind-, Erwachsenen- und Eltern-Ich anschaulich beschrieben hat. Und ebenfalls analog dem körperlichen Bereich gibt es bezüglich der Persönlichkeits- oder Charakterstrukturen mit den individuellen Fühl- und Verhaltensweisen bestimmte genetische (karmische) Determinierungen und zusätzliche Umwelt- und Erziehungseinflüsse. Wie jede Körperzelle hat auch jede Seele einen weiblichen und einen männlichen Anteil. C. G. Jung nannte diese beiden Teile Anima und Animus. Sie sind dem Yin und Yang des Tao vergleichbar. Und die Seele braucht auch Nahrung für das Sich-wohl-Fühlen, zum körperlichen Bereich hin Zärtlichkeit und Sexualität, zum geistigen Bereich hin Anerkennung und Lob, Vertrauen und Sicherheit. Die Seele braucht – wie der Körper – ein Gleichgewicht von Bewegung und Ruhe, von Begegnung, emotionaler Versorgung und Kommunikation mit anderen und ruhigem Alleinsein, Verarbeiten und Regenerieren. Seelische Zufriedenheit resultiert aus einem gelungenen Kompromiß der Bedürfnisbefriedigung des eigenen Ego und dem/der anderen.

Dies ist ein langer Lernprozeß in der Schule des Lebens. Lernen tun wir nur im Bewußtsein. Lernaufgaben werden bewußt, indem sie wehtun, körperlich und/oder seelisch.

Entwicklungsstörungen des Ich in einer sehr frühen Phase des Lebens führen zu Beziehungserkrankungen wie Psychosen und sog. Borderline- oder Frühen Störungen, die therapeutisch Ruhigstellung und basale, strukturbildende, Ich-stützende Hilfe brauchen (siehe Abb. 2).

Spätere Störungen der Ich-Entwicklung führen zu Psychoneurosen mit häufig begleitenden psychosomatisch-körperlichen Beschwerden. Therapeutisch wird hier klassischerweise auf der kognitiv-mentalen Bewußtseinsebene gearbeitet, indem das bei solchen Störungen stärker entwickelte Ich durch analysierende, Konfliktaufdeckende und mobilisierende Verfahren mit sich selbst und dem eigenen Verhalten(s-Muster) konfrontiert wird; neuerdings werden hier zunehmend eher ganzheitliche Therapieformen über künstlerische Ausdrucksmöglichkeiten und über Körperwahrnehmung miteinbezogen, weil sie oft einen leichteren Zugang zu den Konfliktthemen und -mustern ermöglichen als ein intellektualisierendes Reden vom Kopf her, mit dem oft die Abwehr der Konfliktbearbeitung lange aufrechterhalten wird.

Diese *Abwehrmechanismen* des Ich erforscht und beschrieben zu haben, ist das große Verdienst Sigmund Freuds. Durch die Abwehr versucht das Ich, die eigenen inneren Ängste, z. B. vor Objekt- oder Liebesverlust zu vermeiden

Abb. 2: (nach Signer)

	Gesunde Entwicklung	Störung	Therapie
1	Stabiles Leib-/ Rollen-Ich Stabiles Ich Identität	Schädigungen der Grundstruktur (Ich-Pathologien) - Psychosen - Borderline-Störungen - Narzißtische Störungen	Strukturbildende Verfahren - Nachsozialisation - Nach-Beelterung - Nach-Beelterung stützend
2	Konflikt-fähigkeit	Konfliktpathologie - Neurosen	Aufdeckende, konfliktmobilisie-rende Verfahren
3	Selbst-Transzendenz	Meta-Pathologien - Spirituelle Depression - Phänomene der ‚Dunklen Nacht'	Meta-Therapie - Meditation - Spirituelle Praxis

oder bei Wünschen, die „nicht erlaubt sind", die Bestrafung durch ein Über-Ich (Gewissen, Schuldgefühle) zu vermeiden. Die häufigsten Abwehrmechanismen als Bewältigungsversuch dieser Ängste sind die Verdrängung, die Projektion und die Regression.

– Bei der *Verdrängung* wird eine Angst machende Vorstellung oder ein Angst machender Wunsch ins Unbewußte zurückgedrängt und mit ständigem Kraftaufwand daran gehindert, ins Bewußtsein aufzutauchen. Therapeutisches Ziel ist die freie, selbständige Entscheidung zu bewußtem Vollzug oder Verzicht.

– Bei der *Projektion* werden Ängste oder nicht erlaubte „verpönte" Wünsche nicht als eigene Wünsche oder Ängste wahrgenommen, sondern in der Vorstellung auf andere übertragen

30

und bei ihnen angeprangert als unangemessene Ängste oder unmögliches Verhalten. Therapeutisches Ziel ist Korrektur der verzerrten Realitätswahrnehmung durch Erkennen und Anerkennen der Ängste und Wünsche als eigene, zum Ich gehörige. – Bei der *Regression* wird die Angst vor der Konfliktbearbeitung vermieden durch Zurückfallen des Erwachsenen-Ich auf eine frühere, unreifere Entwicklungsebene des (Klein-)Kind-Ich. Dies ist z. B. der Themenkreis der Suchterkrankungen: Der Süchtige sucht eigentlich nach Liebe und Geborgenheit, hat aber Angst, sie sich zu wünschen und zu nehmen; für den Mangel projiziert er die Schuld nach außen und findet mit seiner Droge die (Schein-)Zufriedenheit eines satten Kleinkindes, anstatt erwachsene Verantwortung für die eigene Bedürfnisbefriedigung zu übernehmen.

Die Summe dieser ins Unbewußte und Dunkle abgewehrten Ängste und Wünsche hat C. G. Jung als den *Schatten* bezeichnet. Es muß dabei erwähnt werden, daß jeder Mensch seine Schattenanteile und -themen hat, die er auf dem Weg zu Reife und Freiheit beleuchten und bearbeiten muß. Von manifester Neurose spricht man erst dann, wenn die unfreien Verhaltens- und Kommunikationsmuster im zwischenmenschlichen Bereich ein krankhaftes und die Freiheit sehr stark einschränkendes Ausmaß annehmen, wobei die Übergänge zum sog. Gesunden analog dem körperlichen Bereich fließend sind.

Ziel der Beleuchtung der Schattenanteile ist die sog. Individuation (C. G. Jung), die Ich-Stärkung zu einer individuellen, glücklichen Persönlichkeit mit reifen, zwischenmenschlichen Beziehungen. Dabei gab und gibt es einen geistigen Bereich im Sinne der moralisch-ethischen Instanz eines inneren Ge-Wissens, eines Über-Ich.

Geist hat zwei verschiedene Aspekte (siehe auch Abb. 1): Einerseits ist Geist der Intellekt, das Denken, die Summe der erkennenden (kognitiven) und denkenden (mentalen) Fähigkeiten, die noch zu diesem Über-Ich gehören. Andererseits ist Geist der glaubende, spirituelle Geist, der mit Ruhe und Geschehen-Lassen in der Meditation nach Überwindung und Loslassen des Ich und Vereinigung mit dem Höheren Selbst sucht.

Hier entwickelt sich Geist über das Über-Ich der Seele hinaus. Diese höheren Entwicklungsstufen des Menschen sind in den 70er Jahren von Ken Wilber und anderen formuliert worden unter dem Begriff der „transpersonalen Psychologie".

Unter dem zunehmenden Einfluß von östlicher Philosophie und Spiritualität (anfangs auch unter dem Einfluß von bewußtseinsverändernden Techniken und Drogen) wurde und wird in der Suche und Sehn-Sucht nach höherer, geistiger Ausrichtung die Grenze des persönlichen Ich zu überschreiten, zu transzendieren versucht in Richtung auf ein Höheres Selbst. Das persönliche Ich entwickelt sich weiter in dem Erkennen einer überpersönlichen, transpersonalen Göttlichkeit und Liebe in allen Erscheinungsformen des Lebens und in dem Ich selbst im Sinne des Göttlichen im Menschen. Es ist wichtig zu betonen, daß dieser Schritt ein hohes Maß an Stabilität des Ich voraussetzt; andernfalls können spirituelle Paranoia oder Neurose resultieren.

Auch im geistigen Bereich ist – wie für Körper und Seele – Nahrung wichtig in Form von Anregung durch Gespräche, Bücher, Belehrungen von außen für das Innen. Auch hier wechselt Bewegung im Sinne von Suchen, Fragen, Kommunizieren ab mit der Ruhe im Sinne von Sitzen und Üben von Demut und Dankbarkeit, Los-Lassen, sich Führen-Lassen, Geschehen-Lassen („Nicht mein, sondern Dein Wille geschehe", „Vergib uns, wie auch wir vergeben").

Mit dieser transpersonalen, spirituell-geistigen Bewußtheit sahen und sehen das Karma-Gesetz der östlichen Religionen, die Mystik und Esoterik in Schwierigkeiten des Ich und der Gesellschaft weder einen Zufall noch Grund für übermäßigen Ärger oder nur passives Erleiden, sondern eine karmische Bedingtheit und Sinn und Chance für wichtige Lernerfahrungen und geistiges Wachstum; anders gesagt: Wo immer das Ich an einem Problem leidet, ist dieses zumindest teilweise karmisch verursacht und soll er-löst werden durch einen geistigen Lernprozeß. Und da ich daran lernen und wachsen und damit weiteres Leid vermindern kann, kann ich sogar dankbar sein für das Problem. Vielleicht kenne ich es auch schon, und es kommt als Test, wieweit ich meine „Hausaufgaben" gemacht habe oder ob ich sie noch zu machen habe.

Der therapeutische Prozeß ist nicht mehr auf Stabilisierung und Stärkung des persönlichen Ich begrenzt, sondern fragt auf höherer Ebene nach dem Sinn des Leidens und des Lebens. Bei einem emotionalen Konflikt wird immer zuerst die eigene Unvollkommenheit (der Balken im eigenen Auge), Verursachung und Lernmöglichkeit gesehen und erst in zweiter Linie in liebevoller Atmosphäre dem anderen konfrontierend zu Lernerfahrungen verholfen. So können wir uns wechselseitig Lehrer sein (s. Seite 19).

In dem Gefühl des Verbundenseins mit allen und allem glauben wir in allem an einen Sinn, an karmische Führung und Fügung, und sind dankbar dafür. Wir entwickeln liebendes Mitgefühl für alle Menschen, die sich oder uns oder anderen Schwierigkeiten verursachen; wir haben weder Haß- oder Neid- noch Schuldgefühle, sondern senden ihnen in der Meditation ggf. Verzeihen und helfendes, heilendes Licht und Liebe für ihren Weg. Ziel aller Wege und allen Bemühens ist diese höchste Liebe und die Erfahrung eines Eins-Seins mit ihr, dem göttlichen *Geist*, von dem wir nie wirklich getrennt sind.

Neben diesem Bemühen, das Leben und das Glück im Diesseits zu lernen, gibt es auch noch einen weiteren Grund, sich mit dem transpersonalen Göttlichen zu beschäftigen, nämlich im Fragen nach dem Jenseits, dem Leben nach dem jetzigen Leben. Dies sind Fragen in der zweiten Lebenshälfte oder bei existentieller Erfahrung der Begrenztheit und Endlichkeit des Ich, z. B. im Angesicht des individuellen Todes in immer jüngerem Alter bei Krebs oder AIDS oder angesichts des möglichen Untergangs der gesamten Menschheit durch atomare oder ökologische Katastrophen. Diese Grenzerlebnisse wurden von Abraham Maslow „Meta-Störungen" genannt und die entsprechende transpersonale Therapie analog „Meta-Therapie" (siehe Abb. 2).

Mit der Hilfe eines spirituellen Therapeuten oder Lehrers und in regelmäßiger Meditation werden das Anhaften des Ego am Irdischen und seine Begierden (Anziehung) oder Haß (Abstoßung) als Hauptgrund für das Leiden erkannt und zu überwinden versucht. Die Praxis steht in dem Bemühen, die Einheit von allem und mit allem und damit die Auflösung der Ich-/Nicht-Ich-Grenze zu erfahren (jetzt aber transpersonal, nicht zu verwechseln mit ihrer Nichtexistenz präpersonal, vor der Ausbildung des Ich). Wei-Wu-Wei sagt: „Warum bist du unglücklich? Weil 99,9 % dessen, was du denkst und was du tust, für dein Ich ist ... und es gibt keines."

Diese Auflösung der Ich-/Nicht-Ich-Grenze wird eingeübt in der Stille-Meditation (z. B. Zen), in dem Wunsch nach Erleuchtung, nach der unio mystica, der Vereinigung mit dem Göttlichen. Es geht darum, daß das Ich sich selbst loslassen und sterben lernen kann. Es besteht dann keine Angst mehr vor diesem Sterben (die Trauer ist nur noch bei den Zurückbleibenden, die noch nicht so gut loslassen können). Das Sterben ist die Transzendenz, das Hinübergehen über die transpersonale Ich-Grenze in die Vereinigung mit der Liebe des All-Einen.

Zusammenfassend stellt sich die ganzheitsmedizinische Einheit von Körper, Seele und Geist also folgendermaßen dar:

Alle drei Bereiche sind ein Ganzes und stehen in engen, wechselseitigen Beziehungen:

Körperliche Störungen können auf der materiellen Ebene bedingt sein durch falsche Lebensweise (siehe Kapitel 12) mit schlechter Ernährung und ungenügender Vermeidung oder Entschlackung von Umweltstoffen und schlechtem Gleichgewicht von Bewegung und Ruhe. Manifestation und Verlauf solcher Störungen haben einerseits Auswirkungen auf Seele und Geist und können andererseits seelische und geistige Ursachen haben. Die un-bewußten Lernaufgaben des feinstofflichen Bereiches manifestieren sich als (karmische) Störung in der grobstofflichen Materie des Körpers, den wir brauchen und haben, um diese Störungen bewußt mit unseren Sinnen wahr-nehmen zu können. Dafür haben wir uns in-karniert, in das Fleisch begeben. Über eine Arbeit an diesen Störungen können seelische und geistige Wachstums- und Reifeprozesse bei uns in Gang kommen und die Selbstheilungskräfte auf den Körper anregen und stärken. Wenn die Aufgabe gelöst ist, kann das Symptom sich verabschieden.

Thorwald Dethlefsen und Rüdiger Dahlke schreiben in „Krankheit als Weg": „Der Weg des Menschen ist der Weg aus dem Unheil zum Heil, aus der Krankheit zur Heilung und Heiligung. Krankheit ist nicht eine versehentliche und daher unliebsame Störung auf dem Weg, sondern Krankheit ist selbst der Weg, auf dem der Mensch dem Heil entgegenwandert. Je bewußter wir den Weg betrachten, um so besser kann er seinen Zweck erfüllen."

In diesem Sinne können *seelische* Störungen auf den Körper wirken und als psychosomatische Erkrankungen bewußt werden; ihre Bearbeitung wirkt dann heilsam auf den Körper. Der Benediktinerpater Anselm Grün schreibt in seinem Büchlein „Gesundheit als geistliche Aufgabe": „Die Krankheit ist ein Symbol, durch das sich unsere Seele ausdrückt. Und wer die Symbolsprache der Krankheit versteht, versteht darin sich selbst besser."

Die Nichtbearbeitung von seelischen Störungen bei Aufrechterhaltung der Abwehr kann einerseits die körperliche Erkrankung chronisch werden lassen und bedeutet andererseits anhaltendes Unglücklichsein. Dieser Zustand kann geistige Höherentwicklung be- und verhindern. Wenn aber der Schatten beleuchtet wird, kann – auch ohne körperliche Störung – geistiges Wachstum in transpersonalem Sinne geschehen.

Geistige Probleme können entweder durch den kognitivmentalen Geist über Aggression oder über Verzweiflung und Depression zu Leiden und körperlichen Krankheiten führen (siehe Kapitel 10). Oder sie können durch den spirituellen Geist zu liebendem Mitgefühl und – besonders bei Grenzerfahrungen des Lebens – zu transpersonaler transzendenter Entwicklung anregen. Daraus können dann neben höchsten Gipfel- und Glückserfahrungen auch soziale, politische oder ökologische Solidarität und Engagement im Sinne von tätiger Nächstenliebe erwachsen, womit eben nicht nur die eigene, sondern die Gesundheit des Ganzen gesehen wird.

Zweiter Teil:
Heilfasten – ganzheitlich

1. Was ist Heilfasten? –
Definition und Ganzheitlichkeit

Heilfasten ist eine große, heilsame Erfahrung für den Menschen in seiner Ganzheit aus Körper, Seele und Geist. Es wirkt reinigend und klärend und ermöglicht Grenz-, Gipfel- und Einweihungserfahrungen. Es sollte als heilsame Übung und heilige Zeit fester Bestandteil des Jahreskreises sein.

Das Wort „Heilfasten" wurde von Dr. Otto Buchinger (1878–1966) geprägt und ist Titel seines 1935 erschienenen Buches, das bis heute – derzeit in der 23. Auflage – im deutschsprachigen Raum als Klassiker der Fastenliteratur gilt. Buchinger war Arzt und hat das Heilfasten überwiegend als Heilmethode für kranke Menschen verstanden, als eine „via regia, einen königlichen Weg" zur Heilung.

1966, kurz vor seinem Tode, schreibt Buchinger:

„Der Stamm ‚heil' ist bedeutsam für vier sinnvolle Begriffe:
– heilen (curare)
– heil (integer)
– Heil (salus)
– heilig (sanctus)"

Mit dieser ganzheitlichen Fülle kann und soll auch das vorbeugende Fasten des Gesunden ein Heilfasten sein.

Buchinger hat das ganzheitliche Wesen des Heilfastens in einem knappen Zweizeiler zusammengefaßt:

„Üben des Meidens nimmt Quellen des Leidens", Verzichten und Loslassen-Können wirken heilsam auf Körper, Seele und Geist.

Neben „dem Heilfasten in kranken Tagen" hält er das jährliche, ehrliche, vorbeugende „Reinfasten des Gesunden" für „viel wichtiger als das eigentliche Heilfasten" und läßt „ihm die ganze Wucht des Schlußakkordes (seines Buches, d. Verf.) zugute kommen":

„Der sog. Gesunde soll fasten. Das jährliche Fasten soll

ihm eine heilige, mit Betrachtung und Besinnung ausgefüllte Zeit sein, in der er heilsame Entschlüsse faßt, die dann der ganzen Zwischenzeit bis zur nächsten Fastenperiode zugute kommen."

Otto Buchinger jun. und dessen Sohn Andreas schreiben in ihrem Buch „Das heilende Fasten": „Nicht nur der Körper, auch der Geist wird beim Fasten ,entrümpelt', und die Selbstheilungskräfte der Natur werden wieder angeregt." Der Buchinger-Schüler und mein Fastenarzt-Lehrer Heinz Fahrner schreibt in seinem Buch „Fasten als Therapie": „Fasten ist der stärkste Appell an die natürlichen Selbstheilungskräfte des Menschen, sowohl leiblich wie seelisch gesehen." Ein weiterer Buchinger-Schüler, Hellmut Lützner, schreibt in seinem ärztlichen Fastenführer für Gesunde „Wie neugeboren durch Fasten": „Fasten betrifft den ganzen Menschen, jede einzelne seiner Körperzellen, seine Seele und seinen Geist."

Nach der Definition der Ärztegesellschaft Heilfasten und Ernährung, ehemals Ärztlicher Arbeitskreis Heilfasten (den ich zusammen mit Fahrner und Lützner und anderen 1986 gründen durfte), ist Heilfasten „der bewußte freiwillige Verzicht auf feste Nahrung und auf Genußmittel für begrenzte Zeit. Es ist die physiologisch angelegte Umschaltung des Stoffwechsels auf Ernährung von innen. Im Fasten besteht kein Hunger bei guter Leistungsfähigkeit. Es sollen alle Ausscheidungsvorgänge gefördert werden durch reichliches Trinken, ausreichend körperliche Bewegung und ausreichende Darmentleerung. Außerdem sind ausreichend Ruhe und Stille empfehlenswert. Heilfasten betrifft den ganzen Menschen in seiner Einheit aus Körper, Seele und Geist."

Der bewußte Verzicht differenziert das Heilfasten von dem eher instinktiven Entlastungsfasten bei schwerer Krankheit, vom Kurzfasten während des Schlafes und vom Fasten bei Tieren. Der freiwillige Verzicht grenzt das Heilfasten gegen das unfreiwillige, leidvolle Hungern ab. Beim Heilfasten wird nur, und zwar reichlich, überwiegend kalorienfrei getrunken; Methoden, bei denen auch noch so niedrig-kalorisch gekaut wird, sind Reduktionsdiäten, kein Fasten. Heilfasten möchte innere Ruhe, aber keinesfalls zuviel Bettruhe.

Im *körper*lichen Bereich bewirkt das Heilfasten eine Regeneration und Klärung durch Entschlackung und Entgiftung. Heilfasten ist nach Otto Buchinger „die gründlichste aller Ausscheidungskuren", eine „Reinigungskur der gesamten Körpergewebe und -säfte". Er zitiert Galen (131–201 n. Chr.):

„Abstinentia totum corpus aequaliter purgat (Enthaltsamkeit reinigt den ganzen Körper gleichmäßig)". Weiter schreibt Buchinger: „Immer aber zeigt die Erfahrung, daß Krankes schwindet, Gesundes bleibt ... Wir dürfen weiter annehmen, daß die vis medicatrix naturae (die Heilkraft der Natur) in ihrer biologischen Weisheit nach dem Schädlichen, Krankhaften dann auch das Überflüssige abbaut." Und er zitiert seinen Fastenarztkollegen und -lehrer Gustav Riedlin, der für das Fasten den Begriff „Operation ohne Messer" geprägt hat. Bezüglich der körperlichen, ernährungsabhängigen Krankheiten schreibt Buchinger: „Auch ist sicher die älteste Krankheit der Diätfehler im weitesten Sinne und das Fasten dessen älteste Heilung. Daß der Mensch sich sein Grab mit den Zähnen gräbt, diese Wahrheit ist ebenso Allgemeingut der Völker."

Zusätzlich zu diesem Aspekt sind aber körperliche Erkrankungen oft durch seelische Spannungen und sogenannten Dysstreß im psychosomatischen Sinne mitbedingt, so daß ein ganzheitlicher Therapieansatz sinnvoll ist.

Im *seelischen* Bereich entwickelt sich im Rahmen der Umschaltvorgänge des Fastenstoffwechsels im sog. vegetativen oder autonomen Nervensystem (siehe Kap. 10.1) eine zunehmende Parasympatikotonie, d. h. eine Reaktionslage von Entspannung und Ruhe. Deshalb soll Heilfasten auch möglichst in der Stille, im Abseits vom Alltag, „in der Wüste", stattfinden und, wo möglich, in Verbindung mit Schweigen und Meditation. Das führt im seelischen Bereich zu mehr Sensibilität und Feinfühligkeit und zu erhöhter Introversion und Introspektion, einem Zu-sich-selber-Kommen, einer Wendung nach innen, wo man sich selbst, dem eigenen Ich, begegnet.

„Das Fasten ist die Nahrung der Seele", so der Kirchenvater Johannes Chrysostomus.

Otto Buchinger schreibt: „Eine Hauptwirkung des Fastens ist die Vorbereitung einer Lösung, Lockerung, Befreiung des seelischen Gefüges von gewissen schweren Bindungen, Verkrampfungen, Verengungen, die weit mehr, als die meisten ahnen, mitschuldig sind an schweren körperlichen Krankheiten"..." weil die Entschlackung auch jene Organe reinigt und entlastet, auflockert und sensibilisiert, die dem menschlichen Denken, Wollen und Fühlen als Werkzeug dienen ... Erst einmal allen Trödel und Plunder beseitigen! ‚Entrümpelung', vornehmen! Herunter von der Seele, was da noch an Haß, Groll, Prozessen, Vorurteilen und anderes mehr eine ungebührliche Rolle spielt. Der Faster ist geneigt, die Entrümpelung des Dachbodens und der Herz-belle-étage vorzunehmen. Dazu verhilft ihm die aus der Psychologie des Fastens bekannte Tatsache, daß alle an der Seele haftenden Aggregate während der asketischen Situation loser sitzen. Sie lösen sich deshalb auch leichter." Und:

„Jeder Fastende merkt, daß in seinem seelischen Gefüge, in den Abläufen der Funktionen seiner Psyche sich manches ändert. Die Aufnahmefähigkeit ist gesteigert. Die Fantasie ist lebendiger. Die Konzentration unverändert. Die Sinne sind schärfer ... Der wahre Kern kommt heraus, es ist ein Zu-sich-selber-Kommen. Der innere Ruhepunkt, das Meta-Zentrum (ein aus dem Schiffsbau genommener Vergleich) wird entdeckt, eben die innere Heimat."

„Ein Mensch, der fastet und in der Zeit höchster Ansprechbarkeit auf Feinreize sich die Möglichkeit der Metanoia, der heilenden inneren Wendung, entgehen läßt, beraubt sich unter Umständen der größten Chance seines Lebens."

„Andererseits bereitet das Heilfasten auch psychotherapeutische Tiefenlösungen vor, eine Tatsache, die sich in den religiösen Erfahrungen aller Völker und Zeiten widerspiegelt."

Und in seinem Buch „Um's Ganze" von 1947 erzählt Otto Buchinger folgende Geschichte:

„Die satte, fette Raupe verpuppt sich. Regungslos, in einem Chitinsarg fastet nun das scheintote Wesen 6–7 Monate total, bis die warme Frühlingssonne die Puppenhülle sprengt. Aber heraus kommt nun nicht mehr die häßliche, dicke Raupe, sondern ein beschwingtes Geschöpf, ein entfaltetes, ein Falter, der nicht ohne tieferen Grund stets das Sinnbild der Seele war."

Schöner kann man das seelische Geschehen im Fasten kaum beschreiben.

Im Bereich des *Geistes* ist die ursprüngliche Wurzel des Heilfastens. Ruhe, Stille und die Wendung nach innen und das Loslassen der äußeren Dinge sind die zentralen Übungen und der eigentliche Gewinn des Heilfastens, das schon seit Menschengedenken Hilfe zur Kontaktaufnahme mit dem Höheren Selbst, dem Göttlichen, war.

Nach dem „Friedensevangelium der Essener" sagt Christus selbst: „Wenn Ihr wollt, daß das lebendige Wort Gottes und seine Macht in Euch eindringen kann, dann beschmutzt nicht Euren Körper und Euren Geist; denn der Körper ist der Tempel des Geistes, und der Geist ist der Tempel Gottes. Darum reinigt den Tempel, damit der Herr des Tempels darin wohnen kann und einen Platz einnehmen kann, der seiner wert ist. Erneuert Euch und fastet."

Otto Buchinger orientiert sich am 40tägigen Fasten Christi (siehe Seite 121) „Fasten ist nämlich seinem ganzen Wesen nach eigentlich eine Sache der Einsamkeit, eine Angelegenheit besinnlicher, seelisch-körperlicher Reinigung..., die sich am besten in körperlicher und seelischer Abgeschiedenheit vollzieht ... Man soll nämlich ‚in die Wüste gehen'. Das griechische Wort bedeutet auch Stille, Abgeschiedenheit, Einsamkeit. In dieser Abgeschiedenheit treffen wir fast alle großen fastenden Führer der Menschheit." Und weiter: „Die Fastenzeit aber soll eine Ewigkeitsminute der Stille in unserem gehetzten Leben sein."

Ich denke, daß gerade wir Menschen in unserer heutigen Zeit mit dem Überfluß an Materiellem, und dem Lauten und Gehetzten wieder den Verzicht und die Einfachheit und die Stille als Übung brauchen und suchen, um unsere Spiritualität wieder neu finden zu können.

Der Benediktiner Anselm Grün nennt das Fasten „Beten mit Leib und Seele": „So verwirklichen wir im Fasten unsere Existenz als Geschöpfe, die, von Gottes Hand geschaffen, erst in Gott wieder ihre Erfüllung finden, die nicht bei den Gaben stehenbleiben, sondern den Geber selbst anstreben als das Ziel ihrer Sehnsucht."

Otto Buchinger als ganzheitlicher Fastenarzt schreibt in „Das Heilfasten": „Das fast atemberaubende Glück der Erkenntnis, daß es einen Weg gibt, der zum Gotterleben führt und damit zur Heilung und Lösung, macht dann oft das rein Ärztliche der Kur fast nur zu einem Rahmen, in dem erst das Eigentliche steht, gewissermaßen die höhere Integrationsstufe des Ärztlichen."

Und in seinem 1945 erschienenen Buch „Unterwegs" schreibt Buchinger: „Könnten wir doch etwas von dem Reichtum, dem Einklang und der Ganzheit des Universums, das uns umgibt, in das von uns gewählte Lebenswerk einströmen lassen. Könnten wir nur die in der schweigenden, schwingenden Urkraft des Kosmos ruhende Segensfülle in unser armseliges Tun einbeziehen, etwas von jener Kraft, welche die indischen Brahmanen Prana nennen, jenes Brot des Lebens, jenen Nährstrom des Alls, der mit der Spendekraft der Sonne wetteifert. Könnten wir mühseligen und beladenen Menschen nur auf irgendeinem Wege zu einer Einverleibung dieser Ambrosia gelangen. Nun, ich möchte hiermit einen Weg zu dieser kosmischen Götterspeise nennen. Allerdings fürchte ich zu gleicher Zeit, daß die Törichten einerseits und die Neunmalklugen andererseits meine einfache Verordnung als Phantasterei und Verstiegenheit ablehnen werden. Das macht mich aber nicht irre. Also, das Rezept heißt: Beten und Fasten. Man wisse immerhin ..., daß das rechte Fasten eben doch keine rein medizinische Angelegenheit ist." Und in „Das Heilfasten" betont er: „Beten heißt für unsere Absicht: Stille sein, sich betten in den Willen des Herrn und Meisters, heißt vertrauend horchen auf seine Winke und die Befehle des Königs herausfragen und um Kraft bitten, sie ganz ausführen zu können."

Der Jesuit und Zen-Lehrer Niklaus Brantschen erinnert in seinem Buch „Fasten neu erleben" den Arzt Otto Buchinger nachträglich daran, daß bereits im Alten Testament und auch in der Bergpredigt nicht nur von einer Zweier-Kombination Fasten und Beten, sondern von einer Dreier-Kombination die Rede ist: Fasten, Beten und Almosen geben. Fasten, Spiritualität und Solidarität. Brantschen zitiert aus einer alten Schrift:

„So sollst Du Dir selbst etwas entziehen, damit ein anderer aus Deinem Verzicht Nutzen schöpfe." Und er schreibt weiter: „Wer für eine bestimmte Zeit in einem umfassenden

Sinne fastet, weiß sich solidarisch verbunden mit anderen und wird empfindsamer für ihre leibliche und seelische Not." Daraus leitet Brantschen die sozial-politische Dimension des Fastens ab, wie sie z. B. auch Mahatma (wörtlich: die große Seele) Gandhi oder moderne Atomgegner, Freiheitsgruppen in der ehemaligen DDR oder Umweltaktivisten praktiziert haben.

Ein Heilfasten in dieser inneren Haltung bedenkt den Unterschied zwischen einem freiwilligen, bewußten Verzicht und einem unfreiwilligen, karmisch durchlittenen Verzicht, dem Hunger von Hunderttausenden und dem täglichen Verhungern von zigtausend Menschen auf dieser Erde. Wir senden liebendes Mitgefühl denen, die materiell hungern, denen, die (Mit-)Verantwortung tragen, und denen, die geistig hungern.

Brantschen schreibt: „Fasten führt zu einer tiefen Verbundenheit mit sich selbst, mit den anderen Menschen und mit der Natur, deren Luft wir atmen, deren Wasser wir trinken, die uns ernährt, von der wir also leben. Aus dieser tiefen Verbundenheit mit allen und allem wächst die Bereitschaft, sich für Gerechtigkeit, Frieden und Bewahrung der Schöpfung einzusetzen."

Diese Ganzheitlichkeit ist es, die das Fasten zum Heilfasten macht, auch und gerade für (noch) Gesunde.

2. Wie und warum fasten? – Geschichtlicher Rückblick

„Das Fasten ist so alt wie die Völker der Erde. Und soweit wir bis in das erste Dämmern der Geschichte der Völker blicken können, finden wir auch immer die zwei Formen des Fastens: Das eigentliche Heilfasten und das kultische oder religiöse Fasten. Im tiefsten Grunde sind diese zwei ja dasselbe. Das religiöse wie das gesundheitliche Fasten gingen beim alten Kulturmenschen ineinander über." Dies sind die ersten Sätze von Otto Buchingers Buch „Das Heilfasten".

In allen Völkern und Kulturen wußte man immer, daß das Fasten mit seiner klärenden Wirkung den Körper entschlacken, reinigen und heilen kann, in der Seele verdrängte, blockierte oder verzerrte Trübungen zu klären vermag und dem Geist zu Klarheit und Erleuchtung verhelfen kann, und zwar nicht nacheinander oder entweder oder, sondern nebeneinander, gleichzeitig, sowohl als auch.

Früher waren die Priester, Schamanen, Magier, Weisen und Eingeweihten auch die Medizinmänner und umgekehrt. Die verschiedenen Krankheiten waren im archaischen oder im magisch-mythischen Denken am ehesten eine Strafe der verärgerten Götter. Der Weg zur Heilung verlangte zunächst ein In-sich-Gehen, dann Schuldbekenntnis und Reue und dann ein Ritual von Buße, Sühne, Opfer und Reinigung, zu dem immer ein mehr oder weniger langes Fasten gehörte, das von jeher mit diesen Begriffen verbunden war. Und da Vorbeugen schon immer besser als Heilen war, haben die Menschen schon immer auch präventive bzw. regelmäßige Reinigungs- und Opferrituale gehabt, um die Götter gnädig zu stimmen. Außerdem kannten auch die griechischen Philosophieschulen das regelmäßige Fasten zur Reinigung des Geistes. Und das Fasten war obligater Bestandteil der Vorbereitung auf Einweihungsmysterien oder Orakelzeremonien oder große spirituelle Feste. Alle Religionsstifter haben im Zusammenhang mit ihrer Erleuchtung oder Offenbarung gefastet und ihren Gläubigen regelmäßiges Fasten empfohlen.

So haben Moses und der Prophet Elias 40 Tage gefastet, ebenso Jesus Christus als Vorbereitung auf seinen öffentlichen Weg, bevor er seine Jünger sammelte und die Bergpredigt hielt (siehe Kapitel 11). Die Christen haben eine 40tägige Fastenzeit vor dem Osterfest, der Feier der Auferstehung, der Überwindung des Todes. Die christlichen Kirchenväter, die frühen Mönche und Ordensstifter haben immer wieder auf die heilsamen Wirkungen des Fastens hingewiesen, sowohl als Übung der Mäßigung (auch aus körperlich-gesundheitlichen Gründen) als auch zur Zügelung der Leidenschaften als wirksames Mittel gegen Sünde und Dämonen und zur Stärkung und Klärung des Geistes. Von Otto Buchinger und anderen wird in diesem Zusammenhang Kirchenvater Athanasius (295–373 n. Chr.) zitiert:

„Siehe da, was das Fasten bewirkt!
Es heilt die Krankheiten,
verscheucht verkehrte Gedanken,
gibt dem Geist größere Klarheit
und führt den Menschen vor den Thron Gottes."

Die Geschichte des medizinischen Heilfastens hat Otto Buchinger recht ausführlich recherchiert und in seinem Buch beschrieben. Schon Hippokrates und seine Schüler haben das Heilfasten als medizinische Therapiemethode eingesetzt. Ebenso die Ärzte Roms, der arabischen Welt und des Mittelalters.

In der neueren Geschichte der Medizin gibt es umfangreichere Erwähnung von therapeutischen Fastenkuren im 17. und 18. Jahrhundert. Im 19. Jahrhundert entwickelte Johann Schroth (1800–1856) seine noch heute praktizierte Fastenmethode mit einem Wechsel von Trocken- und Trinktagen und den von Vincenz Prießnitz (1799–1851) übernommenen Ganzkörperwickeln. Auch Pfarrer Sebastian Kneipp (1821–1897) wußte um den therapeutischen Wert des Fastens. 1880 machte der US-amerikanische Arzt H. Tanner einen wissenschaftlich überwachten, 40tägigen Fasten-Selbstversuch, und Otto Buchinger nennt ihn dafür den „ersten kühnen Pionier des neuzeitlichen Heilfastens". In der gleichen Zeit arbeitete der US-Amerikaner E. H. Dewey mit Fastenkuren bis zu 35 Tagen und veröffentlichte u. a. sein Buch „Das heilende Fasten", das im englischsprachigen Raum viel Beachtung fand und auch ins Deutsche übersetzt wurde. In Europa gab es Fastentherapie und -literatur 1889 von dem russischen Staatsrat von Seeland, 1913 von dem Franzosen Guelpa, der großen Wert auf wiederholte Darmreinigung mit Glaubersalz legte und das Fasten rhythmisch mit niedrig-kalorischen Eßtagen abwechselte. Von ihm beeinflußt ist wohl der österreichische Arzt Franz-Xaver Mayr (1875–1965), bei dem der menschliche Darm „als Wurzel allen Übels" im Mittelpunkt der therapeutischen Bemühungen stand. Nach anfänglichem Tee-Wasser-Fasten gab er seine Diät mit Milch und luftgetrockneten Semmeln zur Kauschulung, verbunden mit täglichen Bittersalzgaben und Bauchbehandlungen. Obwohl er Zeitgenosse von Otto Buchinger war, sind sich die beiden nie begegnet.

In Deutschland waren Anfang dieses Jahrhunderts die führenden und bekanntesten auch schriftstellerisch tätigen Fastenärzte Gustav Riedlin in Freiburg, den Otto Buchinger den „Nestor der deutschen Fastenärzte" nannte, und Siegfried Möller in Dresden. Von diesen beiden lernte Buchinger das Fasten: Er erkrankte als Sanitätsoffizier der kaiserlichen Marine im Kriegsjahr 1917 nach einer Mandelentzündung an schwerem, akutem, dann in chronischen Zustand übergehendem Gelenkrheuma. Daher mußte er im März 1918, 40 Jahre alt, als Vollinvalide aus dem Dienst entlassen werden. Schwer leidend und bewegungsbehindert, war Buchinger die Führung einer 1919 gegründeten Arztpraxis nur unter größten Schwierigkeiten möglich. Da riet ihm ein Laie zu einer Fastenkur bei Dr. Riedlin in Freiburg.

„Diese Kur von 19 Tagen rettete mir wahrhaftig Existenz und Leben. Ich war schwach, mager, aber konnte wieder alle Gelenke bewegen", schreibt er in seinen Lebenserinnerungen und ergänzt im Vorwort zur 1. Auflage von „Das Heilfasten": „Aber die Galleanfälle hörten immer noch nicht auf. Eine zweite Fastenkur von vier Wochen, in Dresden bei Siegfried Möller, hatte den Erfolg, daß nach einer fünf Minuten dauernden, sehr heftigen Gallenkolik die alten Beschwerden für immer aufhörten. Seitdem bin ich stets gesund und arbeitsfähig geblieben".

Tief beeindruckt von diesen Selbsterfahrungen, entwickelte Buchinger „seine" Heilfasten-Methode. Zunächst praktizierte er in Witzenhausen, später in Bad Pyrmont und ab 1953 in Überlingen am Bodensee, wo er 89jährig 1966 verstarb.

Nach dem 2. Weltkrieg mit der Entwicklung des Wirtschaftswunder-Überflusses wurden zunehmend Übergewicht und seine Folgekrankheiten wie Diabetes, Bluthochdruck und Herzinfarkt zu medizinischen Problemen, die auch hohe Kosten verursachten; diese Entwicklung hat sich bis heute weiter fortgesetzt. Die Behandlungs- und Folgekosten ernährungsbedingter Krankheiten werden derzeit auf ca. 100 Milliarden DM pro Jahr geschätzt. In den 60er Jahren hat die Hochschulmedizin Übergewichtige dann mit einer Null-Kalorien-Diät und einer Multivitamin-Pille in teuren Krankenhausbetten abnehmen lassen – ohne Bewegungs- und ohne Schulungsprogramm und ohne Psychologie der Ursachen, und deswegen ohne anhaltende Erfolge. Der einzige Vorteil war, daß in den Laboratorien relativ ausführliche Untersuchungen der Stoffwechselvorgänge während der Null-Diät gemacht wurden (siehe 7.2), in den USA vorwiegend von Cahill und Felig, in Deutschland von Ditschuneit und Wechsler in Ulm. Sie haben daraus den sogenannten „Ulmer Trunk" entwickelt, das Modifast (modifiziertes Fasten), als Pulverdiät aus dem Beutel mit definierten Mengen von Kohlenhydraten, Fetten und Eiweiß.

Mit Zunahme des materiellen Überflusses und der ernährungsabhängigen Krankheiten in der Ersten, der nordwestlichen Welt ist nicht nur der Markt dieser Formula-Diäten gewachsen, sondern auch die Angebote an Fasten in Kliniken und in den letzten Jahren auch zunehmend ambulant. Leider wird aber das Fasten in diesem Kontext überwiegend als Abspeckmethode – auch z. B. von den Krankenkassen – verstanden. Das Problem des Übergewichts und seiner Folgekrankheiten muß aber im Bewußtsein gelöst werden mit ganzheitlich vernetztem Denken, z. B. auch im Zusammenhang mit den Problemen des Hungerns und Verhungerns in der Dritten Welt und auf seelisch-geistiger Ebene durch Bewußtwerdung der Tatsache, daß Glück niemals aus dem Bereich des Materiellen im Sinne von „Viel Haben" kommt.

3. Wozu heilfasten? – Intention und Motivation

Es gibt verschiedene Gründe und Motive, aus denen sich ein Mensch zum Heilfasten entschließt. Und es ist nicht verwunderlich, daß bei der Ganzheitlichkeit des Heilfastens oft mehrere Motive entweder gleichrangig oder in bestimmter Reihenfolge der Wichtigkeit zusammenkommen bzw. daß sie sich oft auch gar nicht so recht voneinander trennen lassen.

So erleben wir z. B. immer wieder Menschen, die ein Heilfasten eigentlich primär wegen Gewichts- oder anderer körperlicher Probleme beginnen, die dann aber doch in einen tiefen seelischen und/oder geistigen Prozeß kommen und sich auch darauf einlassen. Und ich habe erlebt, wie bei einem primär spirituellen Heilfasten nicht nur körperliche, sondern auch seelische Krisen zutage treten können.

Im *körper*medizinischen Sinne unterscheiden wir das präventive und das therapeutische Heilfasten.

Präventiv-vorbeugend ist das Heil-Fasten für Gesunde, wobei die körperliche Gesundheit gemeint ist, von der manche Ärzte sagen: „Gesund heißt nur nicht ausreichend untersucht". In der Tat gibt es hier natürlich breite Überschneidungen, z. B. bei Menschen, die sich subjektiv gesund fühlen, bei denen objektiv aber Risikofaktoren wie hoher Blutdruck, hohes Cholesterin oder andere Blutfette, grenzwertige Blutzuckerwerte oder Alkohol- (mit erhöhten Leberwerten) und/oder Nikotinbelastung vorliegen.

Bei manifester körperlicher Erkrankung mit entsprechenden pathologischen Untersuchungsbefunden hat das *therapeutische* Heilfasten nicht nur bei ernährungsbedingten, sondern auch bei anderen, zusätzlich psychosomatisch überlagerten Krankheiten ein breites therapeutisches Spektrum (siehe Kap. 10). Dabei spielt die Ernährung oft eine wichtigere Rolle als bei der Schulmedizin, die von Ernährung leider oft nicht viel weiß, angenommen wird.

Andererseits gibt es Menschen, die zwar Beschwerden haben, bei denen aber meßtechnisch keine Störung objektivierbar ist. Das nennen wir dann ein psychovegetativ-funktionelles Syndrom, hinter dem meist *seelische* Schwierigkeiten liegen, die z. B. auch im Heilfasten deutlicher hervortreten und einer Bearbeitung zugänglich werden können. Hier werden dann die psychosomatischen Zusammenhänge ganz deutlich, und die therapeutische Wirkung des Heilfastens betrifft mehr den seelischen Bereich, von dem der Körper auch mitprofitiert.

Zusätzlich gibt es noch – ob mit oder ohne körperliche Beschwerden – eine Heilfasten-Motivation aus primär seelischen Motiven, die oft unbewußt oder nur eine vage Ahnung sind. Sie bestimmen Zeitpunkt und Zeitraum eines Heilfastens bei einer inneren psychischen Krise zum Innehalten und zum Klarheit gewinnen, wie das aufgewühlte Wasser durch die Ruhe sich klärt. Dieses Fasten findet möglichst „in der Wüste" statt mit viel Schweigen, evtl. Meditation und Gebet und mit einem Tagebuch und einem Nächte-/Traumbuch und einem psychotherapeutischen Gegenüber, das durch Spiegeln und liebevolles Konfrontieren dem inneren Prozeß beim Reifen hilft. Auch hier gibt es präventives und mehr oder weniger (psycho-)therapeutisches Heilfasten.

Im *geistig*-spirituellen Bereich ist das Motiv eines Heilfastens neben der Suche nach Ruhe und Stille immer der

Wunsch, dem Höheren Selbst näherzukommen und das liebende Mitgefühl besser entwickeln zu lernen und zu üben, um Leiden bei sich und anderen zu mindern. Hier sind Schweigen, Meditation und Gebet selbstverständliche Begleiter des Heilfastens. Bei einem reifen Ich können auf diesem Weg auch psychische Schwierigkeiten zu lösen versucht werden durch bewußtes (nicht verdrängendes) Vergeben und Verzeihen und meditatives Senden von Licht und Liebe besonders den Menschen, mit denen das Zusammenleben schwierig ist.

Aus dieser Haltung heraus kann das Heilfasten dann auch einen sozialen und politischen Bezug bekommen hinsichtlich sozialer Gerechtigkeit, Frieden und Bewahrung der Schöpfung (und ist dann eben viel mehr als ein bloßer Hungerstreik).

4. Wer sollte nicht heilfasten? – Kontraindikationen

Bei dem wirklich breiten Indikations- und Motivationsspektrum des Heilfastens gibt es nur ganz wenige sog. Kontraindikationen:

Aus *körper*lichen Gründen nicht fasten sollten allgemein Menschen mit *starkem Untergewicht*, weil sie keine Reserven für die „Ernährung von innen" haben. Diese Reserven fehlen z. B. auch bei fortgeschrittenen Stadien einer Krebserkrankung. Bei manifestem Krebs lassen wir in unserer Klinik generell nicht fasten (die angeblichen Erfolge des österreichischen Heilpraktikers Breuss durch 40tägiges Tee-/Wasserfasten halten wir für nicht ausreichend dokumentiert und für so nicht zu verallgemeinern); wir bieten alternativ ein basenreiches Ernährungskonzept an mit orthemolekularer Substitution aller dem Immunsystem helfenden Mikronährstoffe. Bei leichtem Untergewicht, aber eindeutiger Heilfastenindikation bei z. B. chronisch-entzündlichen Krankheiten modifizieren wir das Heilfasten durch Substitution mit pflanzlichem Eiweiß und den essentiellen Mikronährstoffen.

Menschen mit körperlich-seelischem *Erschöpfungssyndrom* können auf den Fastenreiz nicht gut antworten, sie sollten sich vor einem Fastenbeginn zunächst einige Tage regenerieren und wieder „aufladen".

Ein *Magen- oder Zwölffingerdarmgeschwür* stellt keine absolute, aber eine relative Kontraindikation für das Heilfasten dar. In diesem Fall muß mit größter Vorsicht und Umsicht und modifiziert gefastet werden.

Aus körperlichen Gründen nicht fasten sollten *Schwangere* und *stillende Mütter* wegen der unklaren Auswirkungen der im Fastenstoffwechsel mobilisierten Säuren und Schlackenstoffe. Andererseits haben mir Frauenärzte mitgeteilt, daß nicht wenige Schwangere oft wochenlang wegen anhaltender Übelkeit und Erbrechen fasten; die von diesen Frauen geborenen Kinder sind völlig gesund. *Kinder* sollten in der Regel nicht fasten, Jugendliche nur dann, wenn sie sich eigenverantwortlich und bewußt dafür entscheiden können. Eine Ausnahme kann bei schwerer allergischer Erkrankung wie Neurodermitis (Milchschorf) oder Bronchialasthma gemacht werden. Ältere Menschen sollten nicht fasten bei höhergradiger *Hirnleistungsschwäche*; eine Herzinsuffizienz ist keine absolute Kontraindikation, da das Herz im Fasten entlastet wird.

Generell sind auch fortgeschrittene *Leber- und Nierenfunktionsschwächen* ein Ausschlußkriterium gegen das Fasten wegen der wichtigen Rolle dieser Organe im Fastenstoffwechsel und bei der Entgiftung.

Aus *seelischen* Gründen nicht fasten sollten Menschen mit akut *dekompensierten Psychosen*, d. h. Schizophrenie, Manie oder schwerer Depression. Bei kompensierten Psychosen oder sog. Borderline-Störungen (also Ich-Schwäche) und *schweren Neurosen* ist auch Vorsicht geboten, da das Heilfasten in den ersten zehn Tagen eher eine Depression, danach durch die sog. Fasteneuphorie eher eine maniforme Dekompensation bewirken kann. Bei den *Eßverhaltensstörungen* sehen wir bei der Anorexia nervosa (Magersucht) eine absolute, bei der Bulimia nervosa (Eß-Brech-Sucht) eine relative Kontraindikation bzw. eine absolute Notwendigkeit für psychotherapeutische Begleitung, vor allem im Aufbau und der Zeit nach dem Fasten.

Allgemein kann aber das Heilfasten jeden psychotherapeutischen Prozeß eher heilsam stimulieren und beschleunigen.

Aus *geist*igen Gründen nicht fasten sollten Menschen, die den freiwilligen Verzicht nicht leisten und die bewußte Eigenverantwortung nicht übernehmen wollen. Spirituelle Gipfelerfahrungen setzen – wie gesagt – psychische Stabilität voraus.

5. Wo, wie lange und wann heilfasten? –
   Die Vorbereitung

„Mag dann die Methode bei allen Fastern dieselbe sein, meinethalben auch mit solchen Hilfsmethoden wie Wasser, Luft, Sonne, Bewegung, Ruhe, Massage, Rödern, Homöopathie und geistiger Führung: Jeder Fastende ist dennoch eine Welt für sich, erlebt die Zeit des Fastens anders, zeigt andere Erscheinungen, mitunter auch andere ‚Krisen‘, je nach Anlage, Leiden und Schicksal, und lehrt uns, daß jeder wieder besondere Ansprüche stellt und besonders angesprochen sein will."

Dies schreibt Otto Buchinger im ersten Absatz seines Kapitels „Die Methode". Und ich möchte ergänzen: Nicht nur erlebt jeder Mensch subjektiv individuell das Heilfasten anders, sondern der gleiche Mensch erlebt auch jedes einzelne Heilfasten anders, weil er eben nie der gleiche ist.

Wie Sie sich auf eine Reise in eine unbekannte Gegend oder z. B. auf eine Bergtour vorbereiten, sollten Sie auch ein Fastenerlebnis vorbereiten. Zunächst werden Sie sich informieren aus Büchern, wie z. B. diesem, oder über Gespräche mit Fastenerfahrenen. Dann kommen Fragen:

• Ist das Fasten nicht doch gefährlich?

Immer wieder berichten bestimmte Medienbeiträge (meist von ängstlichen Theoretikern, die nie selbst gefastet haben) über Gefahren des Fastens. Fasten kann gefährlich sein, wenn man die Kontraindikationen (siehe Kapitel 4), die methodischen Notwendigkeiten (siehe Kapitel 6 und 8) und die möglichen vermeidbaren Nebenwirkungen (siehe Kapitel 9) nicht beachtet. Es braucht ein wenig Vertrauen zu dieser menschheitsalten Übung und die Gewißheit, daß die Natur sich regeneriert, wenn wir sie eine Zeitlang in Ruhe lassen. Und es sollten keine falschen Vorurteile da sein gegenüber einer Methode, bei der nachweislich Menschen sich immer wieder wohler fühlen, auch wenn im Sinne der Wissenschaft einiges durch Messungen (noch) nicht zu klären ist oder die zahlreich vorliegenden Meßergebnisse unterschiedlich interpretiert werden. Und das erste Fastenerlebnis sollte möglichst unter erfahrener Anleitung stattfinden, damit es als schönes Erlebnis auch zur Wiederholung motiviert.

• Sind Sie bereit, für eine gewisse Zeit auf feste Nahrung und vor allem Genußmittel zu verzichten? Werden Sie es schaffen, oder sind Sie gerade völlig fertig, am Ende, genervt, gefrustet und brauchen erst mal etwas ganz anderes als so ein Verzichtsabenteuer?

• Was erwarten Sie sich vom Heilfasten, was steht für Sie im Vordergrund?

Sind es mehr *körper*liche Gründe, wie *vorbeugende* Entschlackung und Entgiftung? Sie fühlen sich eigentlich gesund, möchten vielleicht ein paar Pfündchen abnehmen und sich wieder in Form bringen? Dann suchen Sie ein eher sportives Fastenangebot für Gesunde, am besten in einer Ferien- oder Urlaubsgegend, vielleicht als Fastenwanderung. Wenn dies in Wohnortnähe eine „Gesundheits-Kasse" oder die Volkshochschule anbietet, nehmen Sie sich, wenn irgend möglich, dafür aber Urlaub, um wenigstens ein bißchen abseits vom Alltag „in die Wüste" gehen zu können. Im Tagesablauf sollte ausreichend Zeit für Bewegung und Besinnung sein, die beide für sich wichtige Teile des Heilfastens sind. Das individuelle Gleichgewicht von Bewegung und Ruhe (auch im Alltag so wichtig) beeinflußt entscheidend den Fastenverlauf. Zuviel Unruhe, zu viele Termine, zu viele Menschen verträgt das Fasten nicht. „Das Fasten macht unsozial", sagt Buchinger. Man mag lieber mehr allein sein (hat ja auch einige Körperausdünstungen) und sucht eher die Stille für eine ganzheitliche Fastenwirkung. In jedem Fall sollten die „kritischen Umschaltetage", das sind die ersten drei Fastentage und die ersten drei Tage des Aufbaus nach dem Fasten, möglichst abseits vom Alltag stattfinden.

Oft dauern solche „Fasten für Gesunde"-Angebote nur eine Woche. Das mag Ihnen beim ersten Mal schon viel vorkommen, aber es ist schade, denn Sie haben dann nur „Umschaltetage", rein ins Fasten und wieder raus, die schönen Erlebnisse dazwischen fehlen. Also sollten Sie möglichst versuchen, sich 10–14 Tage Zeit zu nehmen.

• Wenn *körperliche Krankheiten* Ihr Fastenmotiv sind, gehen Sie in eine Fastenklinik und klären vorher mit Hausarzt und Kostenträger die Kostenübernahme bzw. -beteiligung. Dazu sind dann mindestens drei, besser vier und manchmal sechs Wochen (40 Tage) ratsam für ein ganzheitsmedizinisches Heilfasten. In Fastenkliniken wird Ganzheitsmedizin praktiziert. Sie lernen dort in Theorie und Praxis die drei Säulen einer gesunden Lebensweise (siehe Kapitel 12), das Gleichgewicht von Ruhe (Entspannungsmethoden, „Streßmanagement") und Bewegung sowie gesunde Ernährung. Sie haben dort psychotherapeutische und teilweise auch spirituelle Angebote. Diese Ganzheitsmedizin, die für die Gesundheit in Eigenverantwortung so wichtig ist, gibt es kaum beim niedergelassenen Arzt und im Akutkrankenhaus. Das wissen im Prinzip auch die Kassen, die gesetzlichen zahlen es auch als sog. Rehabilitationskur, die privaten leider (noch) nicht.

• Wenn Sie aus *seelischen* Motiven eine Zeitlang Abstand vom Alltag nehmen und in sich hineinspüren möchten, suchen Sie sich natürlich im Abseits vom Alltag eine Fastenmöglichkeit mit psychotherapeutischer Begleitung, möglichst mit kunst- und/oder körperorientierten Therapieangeboten. Sie schreiben auf jeden Fall Tage- und Nächte-(Traum-)Buch, und nehmen sich dafür auch mindestens drei, besser vier Wochen Zeit, vor allem auch genügend Zeit zum Zurückkommen in den Alltag.

• Wenn Sie mehr aus *geistig*-spirituellen Motiven heilfasten möchten, haben heute zunehmend Klöster und Begegnungsstätten gut durchgeführte und begleitete, meist 14tägige Fastenangebote in Kombination mit Schweigen, spirituellen Impulsen, Gebet, Meditation und Eucharistie.

• Die Frage „Wann am besten heilfasten?" richtet sich nach den Angeboten und Ihrem Terminkalender. Wenn Sie wählen können, bietet der Jahreskreis (siehe Anhang) verschiedene Begleitaspekte:

Die wohl klassische Fastenzeit ist das Frühjahr. Da erwacht in unseren Breiten die Natur langsam aus dem Winterschlaf, die Tage werden spürbar länger, das Licht nimmt zu. Die Menschen machen Frühjahrsputz außen und auch innen als Vorbereitung auf das Ostergeschehen, das die Überwindung des Todes zu neuem Leben symbolisiert.

Am höchsten Stand der Sonne beginnt der schöne, warme Sommer, „eine ganz besonders mütterliche Freundin des fastenden Kranken", wie Buchinger ihn nennt. Durch die äußere Wärme ist er eine angenehme Zeit für den eher fröstelnden Faster, mit dem Höhepunkt der Extroversion und Lebensfreude im Jahreskreis aber für eine Nach-innen-Schau eher untypisch.

Der Herbst, „die besinnlichste der Jahreszeiten", ist der wehmütige Abschied vom Sommer und paßt insofern zu der Verzichtsübung des Fastens mit Abschied vom Alltag und mit seiner Assoziation an das Stirb- und Werde-Prinzip des Lebens. Er ist geistige Vorbereitung auf die Geburt des Lichtes in der dunkelsten Nacht des Jahres.

In der kalten Winterszeit fasten am besten „die Korpulenten und alle, die unter Wärme mehr als unter Kälte leiden". Die anderen nehmen mehr Wärmflaschen und trinken mehr heißen Tee und rücken „gemütlicher" bei Kerzenschein oder am Kamin enger zusammen, und halten sich mehr drinnen als draußen auf.

6. Wie heilfasten? – Die Methodik

6.1 Der Entlastungstag

Unmittelbar vor dem Fasten machen Sie einen oder auch mehrere Entlastungstage (Karenztage).

Seele und *Geist* verabschieden sich langsam von den Mitmenschen und von den Tätigkeiten des Alltags und beginnen die innere Umschaltung von außen in Richtung auf mehr Ruhe und Wendung nach innen.

Der *Körper* bereitet den Stoffwechsel vor auf die Umstellung von Ernährung von außen auf Ernährung von innen. Am Entlastungstag nimmt er ca. 600 Kalorien auf, fast ausschließlich Kohlenhydrate, kein Fett und nur ganz wenig Eiweiß. In der Regel gibt es noch einmal einen ordentlichen Vitaminstoß mit einem oder zwei *Obsttagen* (ca. 1 1/2 kg frisches Obst auf 3–4 Mahlzeiten pro Tag verteilen). Magen-/Darmempfindliche machen lieber einen *Reistag* (3 x täglich je 50 g Naturreis gekocht mit Apfelkompott oder gedünstetem Gemüse). Für Diabetiker (Zuckerkranke) hat sich wegen der langsameren Kohlenhydratresorption am besten ein *Hafertag* (3 x täglich 35 g Vollkornhaferflocken in Wasser gegart mit gedünstetem Gemüse) bewährt.

So ein Entlastungstag hat bereits eine deutlich entwässernde Wirkung (wie das Heilfasten selbst) und eignet sich daher hervorragend auch im Alltag bei Lymphstauungen (meist streßbedingt), hohem Blutdruck oder Herzschwäche. Ideal ist er auch zum sofortigen Ausgleich von überkalorischer Nahrungsaufnahme am Vortag.

Die Entwässerung und beginnende Stoffwechselumschaltung kann bei entsprechend empfindlichen Menschen leichte Kopfschmerzen auslösen. Dann kann der Reis mit einer Prise Meersalz versetzt werden, das die Entwässerung bremst; ein zusätzlicher Magerjoghurt oder 1/4 Liter Buttermilch sind ebenfalls hilfreich, evtl. auch sog. Basenpulver. Das Wichtigste ist reichliches Trinken von Wasser (evtl. anfangs natriumreicher) oder Tee.

6.2 Die Umschalttage

Die ersten drei Fastentage bedürfen einer besonderen Erwähnung, jetzt findet die Umschaltung statt:

Der *Körper* muß in seinem Stoffwechsel statt überwiegend Kohlenhydrate jetzt überwiegend Fett verbrennen und sich dabei anfangs noch ein bißchen Zucker aus Eiweiß bilden (siehe Kapitel 7.2). Leber und Nieren müssen dafür ungewohnte Stoffwechselwege aktivieren. Es kommt zu einer starken Säureflut aus dem Fettabbau und zum Absinken des Blutzuckers. Beides kann vorübergehend zu einer Art „Kater"-Gefühl oder zu einem Befinden wie am Beginn eines

Virusinfektes führen. Vielleicht kommen noch Umstellungs- oder sogar Entzugserscheinungen durch den zusätzlichen Verzicht auf Kaffee, Alkohol, Nikotin oder anderes hinzu.

Intuitiv möchte der Körper jedenfalls nach außen eher Ruhe haben, um sich ganz nach innen dieser Veränderungsarbeit widmen zu können, d. h. keine zu großen sportlich-körperlichen Anstrengungen, eher langsam agieren, viel Ruhe ... und schon viel trinken für die Säureausscheidung (siehe unten).

Seele und *Geist* sollen genügend Zeit haben, sich auf die neue Situation und die neue Umgebung einzustellen. Vielleicht ist auch noch Schlaf nachzuholen, weil vor dem Abschied aus dem Alltag noch viel zu erledigen war. Das Schlafbedürfnis ist in diesen Umschalttagen ohnehin etwas größer. Es ist auch eine innere Umgewöhnung: Gewohntes fehlt, Gewohnheiten (z. B. die Tageszeitung und das Fernsehen) sollen und wollen aufgegeben werden. Auch hier ist es gut, sich bewußt Zeit zu nehmen, den Alltag und das Alltägliche loszulassen, sich ganz auf das Neue einzulassen.

Vielleicht kommen die ersten Eintragungen in das Tage- und das Nächtebuch: Wie fühlt sich das an, so viel Zeit für sich zu nehmen, so langsam und so achtsam zu sein? Wie sieht im Rückblick der Alltag aus, was fehlt doch ein bißchen, worauf können Sie leichter verzichten? Was für Wünsche tauchen auf, was für Bilder in den Tag- und Nachtträumen; möchten Sie sie malen?

Wenn es geht und Sie es wollen können, sollten Sie sich in diesen Umschalttagen eher treiben lassen, ähnlich wie in den ersten Urlaubstagen, nicht gleich (wieder zu-)viel Programm machen.

Vielleicht setzen Sie sich irgendwo hin, auf eine Bank, einen Stuhl, einen Stein, in die Wiese ..., lassen die Natur auf sich wirken mit den Blumen, Bäumen und Sträuchern, Farben, Düften, den Vögeln mit ihren Liedern oder dem Rauschen eines Baches oder dem „Raunen der Stille". Vielleicht kommt ein Gefühl von Dankbarkeit, ein Dankgebet ...

6.3 Die Fastentage
Die Fastentage können alle sehr verschieden sein, aber sie haben bestimmte methodische Gemeinsamkeiten:

Im *Körper* sollen Entschlackung, Reinigung und Regeneration angeregt werden über die verschiedenen *Ausscheidungs-* und Entsorgungswege.

Über	*Durch*
– allgemeine Durchblutung	– ausreichend körperliche Bewegung
– Niere	– ausreichend trinken
– Leber, Galle	– heiße Leberpackung
– Darm	– Darmentleerung alle 2 Tage
– Lunge	– vertieftes Atmen bei Bewegung
– Haut	– regelmäßige Reinigung und Pflege

Die näheren Einzelheiten zur Entschlackung lesen Sie bitte im folgenden Kapitel 7 „Was geschieht beim Heilfasten?"

Folgende vier Punkte bestimmen die Methodik des Buchinger-Heilfastens und sind für einen guten Verlauf wichtig:

1. Anregung der Nieren durch reichliches Trinken.
2. Anregung von Leber und Galle und Pflege des Darmes, der inneren Haut.
3. Ausreichend körperliche Bewegung und Pflege der äußeren Haut.
4. Ausreichend Ruhe für die inneren Prozesse.

6.3.1 Anregung der Nieren

Die Nieren sind das wichtigste Ausscheidungsorgan für wasserlösliche „Schlackenstoffe", besonders für die überschüssigen Säuren in den verschiedenen Geweben. Deshalb sollten wir nicht nur im Fasten auf eine ausreichende Trinkmenge achten. Aus dem ursprünglichen Wasser-/Tee-Fasten hat Otto Buchinger die mit seinem Namen verbundene Heilfasten-Methode entwickelt durch Zugabe von Mineralien, Vitaminen und ca. 230 Kalorien Kohlenhydraten.

Die *klassischen Fastengetränke* beim Buchinger-Heilfasten sind:
- Morgens 1/4 Liter Tee, evtl. auch schon mit 2–3 Teel. Honig
- Mittags 1/4 Liter heiße Gemüsebrühe
- Nachmittags 1/4 Liter Tee mit 2–3 Teel. Honig
- Abends 1/4 Liter Fruchtsaft
- Dazwischen 2 Liter Wasser oder Tee

Das Rezept für die Gemüsebrühe:
250 g Gemüse wie Kartoffeln, Karotten, Lauch, Sellerie, Tomaten waschen, zerkleinern und in 1/2 l Wasser ca. 15 Minuten kochen, durch ein Sieb streichen und mit frischen Kräutern oder Gewürzen und 2 Teel. Hefeflocken abschmecken.

Die Gemüsebrühe kann auch abends und der Fruchtsaft mittags getrunken werden. Die Tees sind wechselnde Kräutertees, bei niedrigem Blutdruck morgens und mittags auch Schwarztee, evtl. medizinische Tees. Morgens gibt es zusätzlich 1–2 Zitronenschnitze gegen den evtl. pappigen Mundgeschmack, kleinere Mengen Zitrone sind auch als Zusatz zum Wasser erlaubt. Mineralwasser sollte möglichst natriumarm (weniger als 100 mg pro Liter) sein, um die Entwässerung zu fördern; bei Menschen mit niedrigem Blutdruck ist manchmal ein natriumreicheres Wasser günstig. In der kalten Jahreszeit wird lieber mehr heißer Tee getrunken. Bei empfindlichem Magen muß man mit dem Honig, dem Fruchtsaft, sauren Tees und Zitrone vorsichtig sein, evtl. Gemüsesaft ausprobieren, u. U. auch angewärmt, kein Wasser mit Kohlensäure, besser warmer (nicht zu heißer) Kamillen- oder Pfefferminztee, evtl. Hafer- oder Reisschleim oder Mager- oder Buttermilch.

Alle Getränke sollen langsam, in Ruhe, schluckweise getrunken werden.

Trinken Sie nicht zu spät abends, damit die Nachtruhe durch den Gang zur Toilette nicht unnötig oft gestört ist.

Die Trinkmenge, die je nach Wasserverlust über den Schweiß auch gesteigert werden muß, ist ausreichend, wenn der Urin nahezu farblos ist.

6.3.2 Anregung von Leber und Galle und Pflege des Darmes

Die nicht wasserlöslichen und somit nicht nierengängigen „Schlackenstoffe" werden von der Leber mit der Galle („Urin der Leber") über den Darm ausgeschieden.

● *Die Mittags-(Leber-)Packung:*
Die Anregung der Leber und ihrer Galle-Produktion geschieht im Buchinger-Heilfasten mit der „Mittagspackung", die als Wärmflasche in der Gegend der Leber im rechten Oberbauch zwischen 12.00 und 14.00 Uhr den Mittagsschlaf begleitet und vertieft. Sie kann und soll vielleicht ausfallen (um zu viele Wärmereize zu vermeiden), wo die Leber schon durch ein heißes Bad, die Sauna oder eine heiße Packung vor der Massage angeregt wurde.

● *Die Pflege des Darmes, der inneren Haut:*
Die ausgeschiedene Galle sollte nicht zu lange im Darm verweilen, da sie sonst die Darmschleimhaut reizen und schädigen könnte und evtl. auch im Sinne eines unerwünschten Kreislaufs wieder zurückresorbiert werden könnte. Deswegen ist eine regelmäßige Darmentleerung nicht nur im Fasten sehr wichtig.

Andererseits schaltet der Darm im Fasten von seiner „normalen" Funktion der Resorption auf die Fastenfunktion „Ausscheidung" um. Dazu Otto Buchinger: „So nehmen wir aufgrund langjähriger Beobachtungen an, daß die große Aufsaugfläche des gesamten Intestinal-(Verdauungs-)Traktus etwa vom 3. Fastentage ab praktisch umgeschaltet wird von Resorption auf Sekretion, nicht aber auf Sekretion des normalen Verdauungssekretes, sondern auf Absonderung einer uns zum Teil noch ganz unbekannten Reihe von Abbaumaterialien, Stoffwechseltrümmern und Schlackenstoffen."

Der Darm hat als innere (Schleim-)Haut durch seine makroskopische und mikroskopische Faltenbildung eine Gesamtoberfläche von ca. 200 m² (unsere äußere Haut hat nur ca. 2 m²), die jetzt im Fasten zur Entschlackung zur Verfügung steht. Auf dieser großen Oberfläche muß diese innere Haut normalerweise auch eine Vielzahl von über den Mund aufgenommenen Fremd- und Schadstoffen und Mikroorganismen abwehren, so daß sie auch eine große Bedeutung als Organ des

Abwehr-(Immun-)Systems hat, das sich nun im Fasten ebenfalls regenerieren kann (siehe 10.4).

● *Die Darmentleerung am Fastenbeginn*
sollte möglichst gründlich sein, da sonst der Schlacken- und Giftstoffe enthaltende Darminhalt im Fastenverlauf zu lange weiter im Darm verweilen würde, denn mit Beendigung der Nahrungsaufnahme von außen lassen die peristaltischen Darmbewegungen stark nach. Darüber hinaus zeigt die Erfahrung, daß die Fastenden, je gründlicher die anfängliche Darmentleerung ist, um so weniger Hungergefühle in den Umschalttagen und danach haben. Umgekehrt gilt: Wenn im Fasten noch stärkerer körperlicher Hunger (im Gegensatz zu psychischem Appetit) besteht, ist der Darm wahrscheinlich nicht ausreichend leer. Dann sollte noch einmal gründlich abgeführt werden.

Beim Buchinger-Heilfasten geschieht die anfängliche Darmentleerung üblicherweise durch das Trinken von
– 40 g (2 gehäufte Eßl.) Glaubersalz (Natriumsulfat) in ca. 3/4 Liter warmem Wasser.

Diese Menge sollte in etwa 1/4 Stunde ausgetrunken werden. Der unangenehm salzige Geschmack kann gelegentlich Übelkeit und Brechreiz verursachen; dieser kann durch Zusatz oder Nachtrinken von Himbeer-, Zitronen- oder anderem Fruchtsaft oder -sirup gemildert werden. Das nicht resorbierbare Salz zieht Wasser in den Darm und führt so zu wässerigem Durchfall, der etwa 1 Stunde nach dem Trinken beginnt und 2–3 Stunden anhält. In dieser Zeit sollte man sich also in der Nähe einer Toilette aufhalten und weiteres Wasser oder Tee „nachfüllen".

Diese erneute Entwässerung (die erste hat bereits am Entlastungstag stattgefunden) kann wieder bei entsprechend empfindlichen Menschen einen zu niedrigen Blutdruck verursachen (Soforthilfe: Beine hochlagern) oder Kopfschmerzen auslösen bzw. verschlimmern. Wir geben deswegen diesen Menschen lieber kein Glaubersalz oder nur 20–30 g in 1/2 Liter Wasser. Eine sehr starke Entwässerung kann auch bei Menschen mit Neigung zu Rückenbeschwerden solche auslösen oder verstärken: Wahrscheinlich über eine Schrumpfung der Bandscheiben in Verbindung mit Säurebelastung der Muskulatur, so daß auch diese Menschen mit dem Glaubersalz vorsichtig sein sollten. Magen-, Darm- und Galle-empfindliche Menschen sollten ebenfalls lieber kein Glaubersalz nehmen, da dies einen zu starken Reiz darstellen könnte.

Mögliche Alternativen zum Glaubersalz sind:

– Am Abend des Entlastungstages ca. 7–12 Tropfen Laxoberal R (Natriumpicosulfat), das sich durch die Tropfenform sehr gut individuell dosieren läßt,

– abends einen Sennesblätter-Abführtee,

– 1–2 Teel. Bittersalz (Magnesiumsulfat) in einem großen Glas warmen Wassers und anschließend 1/2 Liter Wasser oder Tee nachtrinken,

– 3–5 Teel. „F.X.-Passage"-Salz in einem Glas warmen Wasser,

– 1 Glas Sauerkrautsaft,

– 1–2 Eßl. Rizinusöl.

Man muß selbst individuell ausprobieren, wann und wie stark und bei welcher Dosis eine Wirkung einsetzt; mögliches Bauchgrimmen ist ein Zeichen der individuellen Überdosierung, eine Wärmflasche hilft. Bei sehr empfindlichen Menschen kann man auch auf alle Abführmaßnahmen „von oben" verzichten und anfangs tägliche Einläufe machen.

● *Die Darmpflege während des Fastens:*
Aus den genannten Gründen sollte im Fastenverlauf jeden 2. Tag eine Darmentleerung stattfinden. Dies geschieht normalerweise durch einen *Einlauf* mit ca. 1 Liter körperwarmem Kamillen-Wasser. Die Einlaufflüssigkeit wird 2–5 Minuten gehalten und dann entleert; anschließend 15–20 Minuten nachruhen. Der Einlauf ist die schonendste Darmreinigung und gleichzeitig während der Fastenzeit auch die praktischste. Denn nach der Entleerung der Einlaufflüssigkeit hat man 48 Stunden Ruhe im Bauch; bei den alternativen, oben genannten Abführmaßnahmen, die man auch während des Fastens vornehmen könnte, kann man im voraus nie genau sagen, wann, wie oft und wie stark die Darmentleerung die Nachtruhe oder den Tagesablauf stören wird. Der Einlauf kann mit ein wenig Übung auch ohne fremde Hilfe praktiziert

werden. Er ist nicht nur ein rein mechanisches Sauberspülen, sondern wirkt über eine milde Bauchfellreizung auch auf höhere Darmabschnitte. Bei Bedarf kann der Körper dabei auch Wasser aufnehmen.

Immer wieder sind Fastende erstaunt, daß auch während längerer Fastenzeiten mit dem Einlauf größere Mengen festen Darminhaltes entleert werden und meinen, daß diese sich noch aus der Zeit vor dem Fasten irgendwo versteckt gehalten haben müssen. Das ist aber nicht der Fall, sondern es ist während des Fastens entstandenes, festes Material, das aus abgeschilferten Schleimhautzellen der riesigen Oberfläche dieser inneren Haut und aus abgestorbenen Darmbakterien besteht, die sich im ständigen Gleichgewicht von Sich-Vermehren und Absterben befinden. Diese genannten Materialien machen normalerweise auch außerhalb des Fastens etwa 1/2 bis 2/3 unserer Stuhlmenge aus. Deshalb ist der Darm bis zum letzten Fastentag nie richtig „leer". Auch für die Ausscheidung dieser „toten" Eiweißsubstanzen sind regelmäßige Darmentleerungen alle zwei Tage bis zum Ende des Fastens wichtig und unerläßlich.

Einige Worte noch zum oberen Ende bzw. Anfang des Verdauungstraktes. Buchinger betont in seinem Kapitel über die Methodik auch die Wichtigkeit einer *Mundpflege*. Die grauweiß-gelblich belegte Zunge kann mit der Zahnbürste etwas abgeschabt werden. Empfehlenswert sind zweimal täglich Zähneputzen und mehrfach tägliche „Mundbäder" mit verdünntem Zitronensaft oder Zitronenschnitzen zur Erfrischung von Mund und Atem. Die trockenen und gelegentlich rissigen Lippen sollen täglich eingefettet werden.

6.3.3 Ausreichend körperliche Bewegung und Pflege der Haut:

Die grundsätzliche Bedeutung der körperlichen Bewegung habe ich in dem *Körper*-Abschnitt des Kapitels „Ganzheitsmedizin" in der Einleitung beschrieben. Daß die körperliche Leistungsfähigkeit im Fasten nicht eingeschränkt ist, habe ich ebenfalls schon erwähnt. Es gibt mehrere Gründe, warum körperliche Bewegung im Fasten nicht nur sehr hilfreich, sondern sogar unverzichtbar ist:

• Körperliche Bewegung verbessert die *Durchblutung:*
Eine gute Durchblutung ist eine wichtige Hilfe für gute Versorgung der regenerativen Prozesse mit Sauerstoff und Nährstoffen und für gute Entsorgung und Entschlackung.

• Körperliche Bewegung erhöht den *Stoffwechsel:*
Der gesamte Stoffwechsel und -umsatz wird angeregt durch körperliche Bewegung. Alle Prozesse – sowohl die regenerativen als auch die entschlackenden – laufen auf höherem Niveau.

Bezüglich des Energiestoffwechsels wird im Fasten bei mehr körperlicher Bewegung mehr Fett (besonders wichtig bei Übergewicht) und weniger Eiweiß abgebaut. Auch bei fehlender Bewegung nimmt man ab, aber dann mehr vom „Mager"-gewicht der sog. fettfreien Masse. Hierbei kommt es zu einem größeren Eiweißverlust und zu einem Abbau der Muskulatur. Vergleichende klinisch-experimentelle Untersuchungen haben gezeigt, daß Gewichtsabnahmen bei Übergewicht das günstigste therapeutische Ergebnis brachten, wenn mit dem Fasten körperliches Training verbunden war. Dabei erstreckte sich der Gewichtsverlust mehr auf das Fettgewebe und weniger auf die Muskulatur.

• Körperliche Bewegung schont und verbessert und lockert die *Muskulatur:*
Im Fasten werden gewisse Mengen Eiweiß abgebaut (siehe 7.2). Haupteiweißmasse unseres Körpers ist die Muskulatur. Es soll aber nicht Muskel-, sondern Schlackeneiweiß abgebaut werden. Wir müssen daher dem Körper zeigen, daß wir das Muskel-(auch Herzmuskel-)Eiweiß (ge-)brauchen, damit er mehr das schädliche, krankhafte und überschüssige Eiweiß abbaut. Wer fastet und sich nicht ausreichend muskulär bewegen kann (Arthritis, Herzinsuffizienz oder sonstiges), muß Eiweiß zuführen. Durch die bessere Muskeldurchblutung bei Bewegung werden Säuren abtransportiert, die Muskelkater und -verspannungen verursachen können, und die Muskulatur wird gelockert.

• Körperliche Bewegung erhöht die *Atmung:*
Damit werden sowohl die Sauerstoffaufnahme für die regenerativen und entschlackenden Stoffwechselprozesse als auch die Abatmung des Säureanteils der Schlackenstoffe (Lungen als Ausscheidungsorgane) gesteigert. Buchinger hat einen Abschnitt seines Methodik-Kapitels „Die Pflege der Atmung" überschrieben und weist auf die wichtige Bedeutung des Atems bei der Atemgymnastik, beim Yoga und bei der Atemtherapie hin, die mit dem bewußten Spüren nach innen neben dem Wahrnehmen von Spannung und Entspannung auch Elemente einer körperorientierten Psychotherapie hat.

• Körperliche Bewegung und erhöhter Stoffwechsel bewirken *Wärmeentwicklung:*
Wegen der fehlenden Verbrennungsenergie aus den Verdauungsprozessen ist der Fastende eher kühl und kälteempfindlich und muß sich warmhalten (Kleidung) und warmarbeiten. Zusätzlich kann er auch Wärme von außen zuführen durch heiße Bäder, Sauna, heiße Tees und Wärmflaschen und – wenn möglich – wohldosierte Sonnenbäder, die natürlichste Wärmequelle. Die aktive Wärmeentwicklung ist aber wichtiger und besser als die passive.

• Körperliche Bewegung stabilisiert den *Blutdruck:*
Im Fasten sinkt der Blutdruck durch die entwässernde Wirkung und die vegetative Umschaltung ab. Bewegung stabilisiert einen niedrigen Blutdruck, aber auch bei primär erhöhtem Blutdruck trägt die Bewegung langfristig zur Normalisierung bei.

• Körperliche Bewegung stabilisiert die *Seele:*
Im seelischen Bereich hilft körperliche Bewegung beim Abbau der vegetativen Überspannung und fördert so die Umschaltung in Richtung Entspannung. Außerdem ist aus Erfahrung bekannt, daß körperliche Bewegung, am besten in der freien Natur, eine antidepressive Wirkung hat; das kann in den ersten Fastentagen schon einmal ganz hilfreich sein.

Das *Ausmaß* der körperlichen Bewegung muß dem individuellen Trainingszustand und dem Fastenstadium angepaßt werden. Besonders an den Umschalttagen darf wie gesagt nicht übertrieben werden. Am Morgen muß im Fasten der Kreislauf in Schwung gebracht werden, am besten mit ca. 30 Minuten Bewegung mit intermittierenden Pulswerten von über 100 pro Minute und ein bißchen „aktivem" Schwitzen (im Gegensatz zum passiven Schwitzen in der Sauna). Eine weitere Möglichkeit der Kreislaufanregung sind nasses oder trockenes Bürsten der Haut und Kneipp'sche Anwendungen mit kurzen Kaltwasserreizen, wie z. B. mehr oder weniger ausgedehnte Blitzgüsse oder morgendliches Tautreten oder Schneelaufen. Das gleiche sollte noch einmal am frühen Nachmittag nach der Mittagspackung erfolgen. Mit fortschreitender Fastendauer entwickelt sich geradezu ein Bedürfnis nach körperlicher Bewegung, und sie kann durch besseres Training immer weiter ausgedehnt werden.

Die *Art* der Bewegung ist weniger wichtig, grundsätzlich gilt: lieber länger und gleichmäßig als kurz und heftig. Bei dem im Fasten veränderten Stoffwechsel (siehe 7.2) sind relativ gleichbleibende, längerfristige, sportliche Ausdauerleistungen sehr gut möglich. Weniger gut funktioniert eine kurzfristige, hohe Energiebereitstellung. Buchinger hält den täglichen Spaziergang für einen wichtigen Teil der Methode: „Im Durchschnitt wird vom rüstigen Faster ein Weg von 7 km vormittags und ein solcher von 10 km nachmittags spazierengehend zurückgelegt."

Weitere positive Beispiele sind Gymnastik, Schwimmen, Radfahren, Tennis und Tischtennis und andere Ballspiele, und ganz besonders Tanzen. Wichtig ist, daß die Bewegung Spaß macht in locker-gelassener, spielerisch-fröhlicher Gesinnung. Und die Bewegung sollte nach Möglichkeit an der frischen Luft stattfinden wegen der reichlicheren Sauerstoffaufnahme. Lustlose oder überfordernde Bewegung bringt eher Nachteile, führt zu Verspannungen, zum Anstieg der Streßhormone und damit zum Wasserstau im Gewebe (Gewichtszunahme). Bei Überlastungen können leichte Blutunterzuckerungszustände auftreten (Schwindel, Benommenheit, Schweißausbruch und evtl. Muskelzittern), die 1–2 Extralöffel Honig erfordern.

• *Pflege der äußeren Haut:*
Als Entschlackungsorgan braucht auch die äußere Haut eine bestimmte Beachtung und Pflege. Einerseits soll die Ausscheidung angeregt werden, andererseits ist diese oft mit unangenehmen Düften verbunden, und man ist ja nicht immer ganz allein „in der Wüste". Die Ausscheidung wird angeregt durch aktives und passives Schwitzen sowie durch nasses und trockenes Bürsten der Haut. Die Dusche oder das Bad nach dem Schwitzen verstehen sich von selbst. Passives Schwitzen gibt es außer in der Sauna auch beim Sonnenbad, das tunlichst nicht überdosiert werden sollte. Auch Luftbäder sollten nicht überdosiert, sondern dem individuellen Wärmehaushalt angepaßt werden. Zur Hautpflege empfiehlt sich ein dezent duftendes, pflanzliches Öl oder eine Lotion ohne überflüssige, künstliche Chemie. Die Haut soll offen bleiben, nicht zugeschmiert werden.

6.3.4 Ausreichend Ruhe für die inneren Prozesse in Körper, Seele und Geist

Ebenso wichtig wie die aktive Anregung des Stoffwechsels und der Durchblutung sind im Fasten ausreichend lange Zeiten der Ruhe. Es ist wie beim Atem, der als göttlicher Odem Symbol des Lebens und Symbol der Polarität des Lebens auf diesem Planeten ist: Einatmen und Austamen, Anspannen und Entspannen, Aktivität und Passivität, Bewegung und Ruhe bilden in ständigem Wechsel zusammen das Ganze.

So soll im *körper*lichen Bereich nach jeder Anstrengung – Gymnastik, Wanderung, Bad, Massage, Einlauf etc. – eine ausreichend lange Ruhepause genommen werden. Wir wissen, daß die körperlichen Vorgänge der Reparation, Regeneration und Heilung in der Ruhe und im Schlaf stattfinden. Der kranke Mensch hat ein erhöhtes Ruhe- und Schlafbedürfnis, und er hat keinen Appetit, spart die Verdauungsenergie, fastet; das gebrochene Bein, das entzündete Gelenk usw. werden zur Heilung ruhiggestellt. In der Ruhe nach außen steht alle Energie nach innen den Selbstheilungskräften, dem inneren Arzt, zur Verfügung. Die Ruhe ist es, die heilsam ist und Heilung bringt.

Selbstverständlich gilt das auch für Seele und Geist. Diese

beiden dürfen auch ein wenig Nahrung, einige „Fastenge-tränke" zu sich nehmen. Otto Buchinger hat immer wieder die Wichtigkeit der geistigen Nahrung in der Fastenzeit be-tont, wie z. B. gute Bücher, gute Vorträge, gute Gespräche, Musik und andere Kunst. In der Ruhe zwischen diesen geisti-gen Mahlzeiten werden dann Klärung und Erkenntnis, inne-res Wachstum und Heilung möglich.

Nach den Umschalttagen braucht der Mensch im Fasten oft weniger Schlaf; er hat ja den Mittagsschlaf von 1–2 Stun-den. Nachts löscht er meist gegen 23 Uhr das Licht und hat nach ca. 6 Stunden gut ausgeschlafen, so daß die Frühgymna-stik und Tautreten oder die Frühwanderung in den Sonnen-aufgang eine wahre Freude sein können. Unter der Über-schrift „Die Nacht und der Schlaf" schreibt Buchinger: „Laßt sie immerhin lesen, schreiben, planen, dichten, malen ..., es kommt eine solche Fülle beglückender, fruchtbarer Ideen ... Die Geschichte und die Psychologie des Fastens haben uns ja gezeigt, daß der schaffende, formende Seelengrund durch nichts stärker bewegt wird als eben durch das Fasten."

In dem weniger tiefen und festen Fastenschlaf können dann auch die „Bilder des Unbewußten", die Träume, durchlebt und leichter be- und gemerkt und in das Träumebuch notiert werden.

Die Klärung der *Seele* findet statt in der Begegnung mit sich selbst, dem eigenen Ich, gemäß der Aufforderung des Orakels von Delphi „Erkenne dich selbst". Dies geschieht in der Ruhe, wenn alle Ablenkung, alles Von-sich-Ablenken aufhört, „in der Wüste" des einfachen Fastens. Anselm Grün sagt in sei-nem Fastenbüchlein: „Im Fasten begegne ich mir selbst, be-gegne ich den Feinden meiner Seele, dem, was mich innerlich gefangen hält ... Gerade, wenn ich im Fasten bewußt die vie-len Ersatzbefriedigungen aus der Hand lege, die mich oft genug betäuben oder blind machen, erkenne ich meine innerste Wahrheit. Im Fasten nehme ich die Hülle weg, die über mei-nen brodelnden Gedanken und Gefühlen liegt. So kann alles hochsteigen, was in mir ist, meine unerfüllten Wünsche und Sehnsüchte, meine Begierden, meine Gedanken, die nur um mich kreisen, um meinen Erfolg, um meinen Besitz, um meine Gesundheit, um meine Bestätigung und meine Gefühle, wie Zorn, Bitterkeit und Traurigkeit. Die durch Aktivitäten oder durch die vielen Selbsttrostmittel in Essen und Trinken mühsam verdeckten Wunden brechen auf. Alles Verdrängte wird offengelegt. Das Fasten deckt mir auf, wer ich bin."

Dies Verdrängte heißt bei C. G. Jung der Schatten (siehe Seite 31), und es gibt eine sehr wichtige Gymnastikübung für die Seele: Immer wieder über den eigenen Schatten springen, d. h. nicht verdrängen und nicht nach außen und auf andere und anderes projizieren und dort Schuld für eigenes Unglücklichsein suchen, sondern immer den eigenen Anteil sehen. Jedes Problem, das ich habe, hat auch mit mir zu tun. Nur an diesem, meinem Anteil kann ich arbeiten. Die anderen kann ich nicht ändern, und ich kann und soll auch nicht ihre Lernaufgaben für sie erledigen; das müssen sie schon selber machen. Ich kann ihnen höchstens dabei helfen durch liebevolles Konfrontieren, z. B. indem ich ihnen ohne Vorwurf oder Druck sage, wie es mir mit ihnen geht und mit mir selber geht. Wenn sie sich nicht helfen lassen wollen, dürfen sie bleiben, wie sie sind. Indem ich aber an meinem Anteil arbeite, lerne ich, mich und sie besser zu verstehen, sie in ihrer Eigenart anzunehmen und sein lassen zu können und besser mit ihnen umgehen zu können, mich, wo nötig, auch von ihnen abzugrenzen und für mich zu sorgen.

Dieser Prozeß der Begegnung mit den Schattenanteilen bedarf eines bewußten Hinspürens, Achtsamkeit in der Wahrnehmung nach außen und innen. Hier können Atemtherapie, Yoga und Eutonieübungen, Körpertherapie (z. B. auch Tanzen), Mal- und Musiktherapie oder andere Kunsttherapie-Erfahrungen sehr hilfreich sein. Zu dieser Achtsamkeit gehört auch das Schreiben von Tagebuch und Traumbuch, in denen neben den nächtlichen, vielleicht auch Tagträume im Rahmen einer (geführten) Imagination aufgeschrieben werden sollten. Die inneren Bilder des eigenen Unbewußten enthalten oft sehr tiefe und klare, intuitiv erspürbare Aussagen über die unbewußten Ängste und Wünsche.

Das Spüren nach innen im Fasten kann noch verstärkt werden, wenn mit dem Verzicht auf das Essen auch noch der Verzicht auf das Reden, nämlich das Schweigen, verbunden wird, da auch das Reden eine Möglichkeit der Ablenkung und Verdrängung sein kann. Dazu Anselm Grün in „Der Anspruch des Schweigens": „Das Schweigen ist ein Weg, auf dem der Mensch sich selbst begegnet ... Schweigen meint nicht bloß, daß ich nichts rede, sondern daß ich die Fluchtmöglichkeiten aus der Hand gebe und mich aushalte, wie ich bin. Ich verzichte nicht bloß auf das Reden, sondern auch auf all die Beschäftigungen, die mich von mir selbst ablenken. Im Schweigen zwinge ich mich, einmal bei mir zu sein ... Das Schweigen ist wie eine Analyse unseres Zustandes, wir machen uns nichts mehr vor, wir sehen, was in uns vorgeht."

Das Schweigen als Psychoanalyse – und dann noch im Fasten –, das kann sich vielleicht nur vorstellen, wer es schon erfahren hat! Ruhe und Schweigen haben eine starke heilsame Kraft. Dabei kann natürlich der Fastende und Schweigende auch einmal an seine Grenzen kommen, eben eine Grenzerfahrung machen, und benötigt dann die sichernde Begleitung eines Therapeuten („therapeuein" = griechisch: dienen, für jemanden sorgen). Aus den heilsamen Erfahrungen der Seele während so eines Fastens kann dann oft der Entschluß erwachsen, nach der Rückkehr in den Alltag eine längerfristige Psychotherapie zu beginnen.

Die Klärung des *Geistes* kann, wie gesagt, über die Grenzen des Ich hinausgehen. Hier kommt zu dem Verzicht auf das Essen und dem Verzicht auf das Reden noch der Verzicht auf das (sich sorgende und nur für sich sorgende) Denken hinzu, die Meditation und das Loslassen.

Loslassen (die zentrale Übung des Fastens), Gelassenheit und Klarheit des Geistes vergleicht Tschuangtse, bedeutendster Schüler und Nachfolger Laotses, symbolhaft mit dem Wasser: „Wenn der Leib unaufhörlich in Bewegung gehalten wird, wird er müde. Wenn der Geist unaufhörlich in Bewegung gehalten wird, wird er sorgenvoll; und Sorge verursacht Erschöpfung. Das Wesen des Wassers ist, daß es klar wird, wenn man es in Ruhe läßt, und still, wenn man es nicht stört. Es ist das Sinnbild der himmlischen Tugend. – Gelassenheit stellt das Beste am Wesen des Wassers vor. Hierin mag es uns zum Vorbild dienen, denn seine Kraft wird durch Gelassenheit bewahrt und nicht durch Erregung zerstreut."

Anselm Grün schreibt in „Anspruch des Schweigens": „Schweigen als aktives Tun besteht nicht darin, daß wir nicht mehr reden und denken, sondern daß wir unsere Gedanken und unser Reden immer wieder loslassen. Ob einer schweigen kann, das zeigt sich nicht an der Menge seiner Worte, sondern an der Fähigkeit loszulassen."

„In jedem von uns ist ein Ort, an dem es völlig still ist. Es ist ein Ort, an dem wir selbst ganz bei uns sind. Dieser Ort, der durch keinen Gedanken getrübt ist, ist für Meister Eckehart das Wertvollste im Menschen, der Punkt, an dem die wahre Begegnung zwischen Gott und dem Menschen stattfinden kann. An diesen Ort des Schweigens müssen wir vordringen. Wir brauchen ihn nicht zu schaffen, er ist da, er ist nur verschüttet durch unsere Gedanken und Sorgen (den Wünschen des Ego). Wenn wir diesen Ort des Schweigens in uns freischaufeln, dann können wir Gott begegnen."

Das ist es, was wir in Meditation und Gebet versuchen: das sorgenvolle Denken des Ego loszulassen, Verhaftetsein mit den eigenen Wünschen und Bedürfnissen, Neid, Haß und Schuldgefühle aufzugeben und sich eins zu fühlen mit dem großen *Geist* der Liebe.

7. Was geschieht im Heilfasten? – Physiologische Veränderungen

Im vorigen Kapitel habe ich hingewiesen auf die Polarität unseres Lebens, den Wechsel von aktiv und passiv, von Machen-Wollen und Geschehen-Lassen; das ist auch der Wechsel von Wach-Sein und Schlafen und von Essen und Fasten in unserem Tagesablauf.

Physiologisch gesehen kann man das Heilfasten vergleichen mit einem verlängerten Heilschlaf bei immer wacherem Bewußtsein. Alle metabolischen, also den Stoffwechsel betreffenden und alle psycho-neuro-vegetativen und anderen physiologischen Veränderungen des Schlafes (wie z. B. Absinken von Blutzucker, Streßhormonen, Herzfrequenz, Blutdruck und Ansteigen der Tätigkeit der Entsorgungsorgane) finden wir auch im Fasten, nur eben durch die längere Dauer in noch weitergehender Ausprägung. In der Zeit des Schlafes findet die Regeneration statt, das Wieder-Aufladen der Energiebatterien im feinstofflichen Bereich (nachdem wir uns tagsüber die grobstoffliche Energie mit der Nahrung zuführen) und die Entsorgung und Entschlackung; und genau dasselbe geschieht im Fasten.

7.1 Die Entschlackung

Es gibt einen langen und immer noch andauernden Streit um das Wort und das Thema „Entschlackung". Der Begriff wird von der sog. Schulmedizin immer wieder als unwissenschaftlich kritisiert; er beschreibt aber in anschaulicher Weise das Geschehen. Die Schulmedizin behauptet, im menschlichen Organismus würden außer Fett keine überschüssigen Substanzen abgelagert. Sie hat sich in den letzten hundert Jahren vorwiegend mit den Zellen und den Körperflüssigkeiten beschäftigt. Im Zeitalter der Kybernetik und vernetzter Regulationssysteme und des entsprechenden Denkens ist aber nun in der Naturheilkunde zunehmend die Zwischenzellsubstanz, die sog. Grundsubstanz oder Matrix, in den Mittelpunkt des Interesses gerückt.

Diese Grundsubstanz wird als das zentrale Regulationsgewebe angesehen. Sie verbindet alle Zellen miteinander und wird deswegen teilweise auch Bindegewebe genannt, und sie verbindet vor allem die Zellen mit den Endaufzweigungen der Blut- und Lymphgefäße und der Nervenendigungen; über diese werden übergeordnete Regulationsbefehle mit den Transmitterpeptiden zwischen Zellen und Organen ausgetauscht.

Biochemisch stellt die Grundsubstanz ein Maschenwerk aus Zucker-Eiweiß-Komplexen dar, das von den Steuerungszellen der Grundsubstanz, den Fibroblasten gebildet wird.

Die Grundsubstanz reguliert durch ihre Zusammensetzung vor allem die Strecke zwischen den Kapillaren (Endstrombahn der Gefäße) und den Zellen. Diese Strecke bezeichnen Pischinger und Heine auch als „Transitstrecke" für die Ver- und Entsorgung der Zellen, und sie kann funktionell auch als „Molekularsieb" aufgefaßt werden. Eine ebensolche Siebfunktion hat die sog. Basalmembran an der äußeren Wand der Gefäßkapillaren.

Die neuere Forschung hat nun histologische und vor allem elektronenmikroskopische Hinweise dafür, daß bei Überernährung nicht nur Kalorienüberschüsse als Triglyceride im Fettgewebe deponiert werden, sondern daß – wenn auch mengenmäßig gering, so doch qualitativ und funktionell bedeutend – auch Kohlenhydrate und Eiweiß in Form der genannten Glyco-Protein-Komplexe sowohl in die Kapillarwand, nämlich intrazellulär in die Endothelzellen, als auch in die Strukturen von Basalmembran und Grundsubstanz eingelagert werden. Damit „verschlackt" das Molekularsieb bzw. die Transitstrecke zwischen Blutbahn und Zellen. Diese Verschlackung behindert den biochemischen Stofftransport in beiden Richtungen und beeinträchtigt die Regulationsfunktionen der Grundsubstanz inklusive ihrer Entgiftungsfähigkeit für sog. freie Radikale. Nach Auffassung der Naturheilverfahren besteht nun die entschlackende und regenerative Funktion des Heilfastens darin, daß diese in der Grundsubstanz abgelagerten Schlacken bei längeren Fastenzeiten abgebaut und entsorgt werden.

Außer der Überernährung gibt es aber auch andere Gründe für Verschlackungsvorgänge. Grundsätzlich kann man mit „Schlackenstoff" all die Stoffe bezeichnen, die vom Organismus ausgeschieden werden müssen, da sie schädlich sind und die gesunden Funktionen behindern:

– Endogen, d. h. von innen anfallende Endprodukte von Stoffwechsel- und Oxidationsprozessen und

– Exogen von außen aufgenommene Schadstoffe, z. B. aus Nahrung, Umwelt, Medikamenten und anderem; dazu gehören z. B. Konservierungsstoffe, künstliche Farb- und Aromastoffe, giftige Schwermetalle, radioaktiv veränderte Stoffe, Pestizide und andere.

Solche Schad- und Schlackenstoffe sind nach ihrem chemischen Verhalten entweder wasserlöslich (in diesem Fall werden sie also vorwiegend über die Nieren ausgeschieden) oder fettlöslich (in diesem Fall können sie im Fettgewebe gespeichert und im Fasten vorwiegend über Leber, Galle und Darm ausgeschieden werden). Diese Ausscheidungsvorgänge werden daher im Fasten gefördert (siehe Kapitel 6).

71

7.2 Die biochemischen Stoffwechselveränderungen

Zum besseren Verständnis der Stoffwechselveränderungen betrachten wir zunächst kurz die Verhältnisse außerhalb des Fastens:

Bei normalem Nahrungsangebot nimmt der Mensch (oder sollte nehmen) ca. 60 % der Energiemenge als Kohlenhydrate, ca. 25 % als Fette und 15 % als Eiweiß zu sich. Kohlenhydrate und Fette können sich im Prinzip bezüglich der Energiegewinnung weitgehend gegenseitig vertreten. Fett ist in der Nahrung im Prinzip entbehrlich, solange die Zufuhr der fettlöslichen Vitamine A, D, E und K und der essentiellen Fettsäuren Linol- und Linolensäure gewährleistet ist.

Zusätzlich zu diesen sog. Makronährstoffen müssen dem Organismus mit der Nahrung ausreichende Mengen der sog. Mikronährstoffe, das sind Mineralien, Vitamine und Spurenelemente, zugeführt werden, die als Ko-Faktoren der verschiedenen biochemischen Enzymsysteme und als sog. Antioxidantien für ein geordnetes Stoffwechselgeschehen unerläßlich sind.

Wird von den Makronährstoffen mehr Energie mit der Nahrung aufgenommen als verbraucht wird, so werden die zugeführten Kohlenhydrate ganz überwiegend in Fett umgewandelt und genau wie übermäßig zugeführtes Fett in den Fettzellen gespeichert, die ihr Zellvolumen bis zum achtfachen vergrößern können (neue, zusätzliche Fettzellen werden beim Erwachsenen wahrscheinlich nicht gebildet). Fettgewebe ist wegen seiner hohen Energiedichte und seines geringen Wassergehaltes die gewichtsgünstigste Energiespeicherform. Es stellt neben der mechanischen Polsterfunktion die wichtigste Energiereserve für Zeiten des Nahrungsmangels dar.

Lediglich eine relativ kleine Menge von etwa 300 g Kohlenhydraten wird in Form von Stärke (Glykogen) hauptsächlich in Muskulatur, Leber und Gehirn zur bedarfsweise sofortigen raschen Energiebereitstellung gespeichert. Eine ebenso geringe Eiweißmenge von etwa 500 g steht als rasch mobilisierbares Eiweiß in Form der Funktionsproteine mit kurzer Halbwertszeit in Leber und Verdauungstrakt zur Verfügung; eine größere Eiweißreserve mit längerer Halbwertszeit stellt das Muskeleiweiß dar. Eine darüber hinausgehende Eiweißspeicherung oder pathologische Ablagerung lehnt die Schulmedizin ab.

Bei Beginn des Fastens sind nun die Glykogen-Vorräte von etwa 300 g, entsprechend 1200 Kalorien, bereits nach einem Tag verbraucht. Ab dem 2. Fastentag muß also die Energie aus den Reservedepots bezogen werden. Sie wird jetzt ganz überwiegend durch die Verbrennung von Fettsäuren gewonnen. Es wird aber während der gesamten Fastenzeit ein niedrig-normaler Blutzuckerspiegel aufrechterhalten, d. h. es findet eine Zuckerneubildung (Glukoneogenese) statt auf drei Wegen:
– aus sog. Pyruvat und Laktat der Blutzellen,
– aus dem Glycerin-Anteil der Triglyceride (= Neutralfette),
– aus zuckerbildenden, sog. glukoplastischen Aminosäuren des Eiweißes.

7.2.1 Die Eiweiß-Diskussion

Der Organismus baut also im Fasten, wenn kein Eiweiß zugeführt wird, zur Neubildung von Zucker eine gewisse Menge Eiweiß ab. Diesen Eiweißverlust sieht nun die sog. Schulmedizin als negativ, teilweise sogar als gefährlich an. Aber aus unserer Sicht ist dazu folgendes zu sagen:
1. Diese Menge Eiweiß ist sehr gering. Man kann sie ganz einfach messen: Weil Eiweißsubstanzen, und nur diese, Stickstoff (N) enthalten und weil dieser N so gut wie ausschließlich mit dem Urin ausgeschieden wird, kann man in dem über jeweils 24 Stunden vollständig gesammelten Urin die Menge N bestimmen, sie mit 6, 25 multiplizieren, weil 1 g N = 6, 25 g Eiweiß entspricht, und erhält dann die tägliche, verlorengegangene Menge an Eiweiß. Die Abb. 3 zeigt diese Werte bei stark Übergewichtigen unter einer ca. 300 Kalorien Kohlenhydrat-substituierten Diät ohne Eiweißzufuhr, wie sie also ungefähr dem Buchinger-Heilfasten entspricht.

Die Kurve zeigt am 1. Fastentag einen Eiweißverlust von ca. 80 g, entsprechend ca. 330 Kalorien (1 g Eiweiß = 4, 1 Kalorien), also eine relativ geringe Menge im Verhältnis zu den ca. 2000 Kalorien, die auch der fastende Mensch täglich verbraucht, und vor allem im Verhältnis zu den ca. 6000 g Eiweiß, die der Mensch überwiegend in der Muskulatur besitzt. Dieser geringe

Abb. 3:

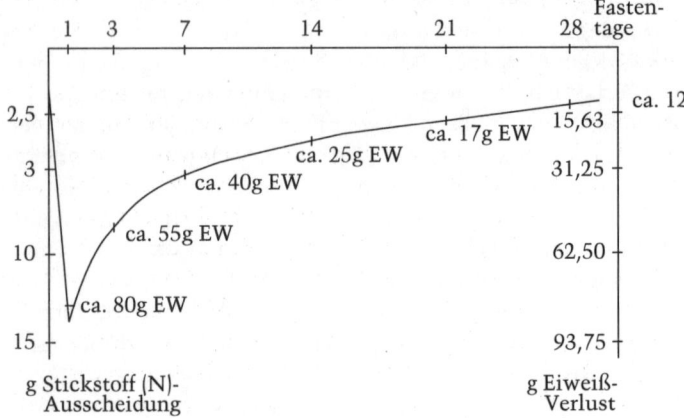

Tägliche Stickstoffausscheidung und Eiweiß-Verlust im Fastenverlauf
(nach Wechsler)

Eiweißverlust verringert sich nun im Laufe des Heilfastens weiter, wie die Abbildung zeigt. Bereits nach einer Woche beträgt er nur noch die Hälfte, nämlich ca. 40 g Eiweiß, entsprechend ca. 165 Kalorien, nach drei Wochen ca. 17 g Eiweiß, entsprechend ca. 75 Kalorien, die man z. B. schon mit einem Glas Buttermilch ersetzen könnte, wenn man wollte.

Diese Eiweißeinsparung wird dadurch erreicht, daß der fastende Organismus immer weniger Zucker bilden muß, weil die Zellen und Organe immer besser lernen, das Fett bzw. die Fettsäuren als Brennstoff zu verwenden. Die Nervenzellen des Gehirns übrigens lernen das am langsamsten und brauchen bis zuletzt noch Zucker.

2. Niemand kann sagen, woher im Organismus das abgebaute und verlorengehende Eiweiß stammt. Wir gehen davon aus, daß die größere Menge Eiweiß am 1. Fastentag hauptsächlich von den Enzymen des Verdauungstraktes stammt, die durch den Wegfall der Verdauungsarbeit jetzt ohnehin „übrig" sind. Eine gewisse Menge Eiweiß stammt aus der Muskulatur, die beim Menschen auch die Funktion einer physiologischen Eiweißreserve hat. Der übergewichtige Mensch hat auch mehr Muskulatur, die im Fasten parallel zum Fett abgebaut werden

kann (entsprechendes ist bekannt von den Zugvögeln mit ihren langen „Fasten"-Flügen). Wie im vorigen Kapitel aber bereits erwähnt, soll die Muskulatur im Fasten bewegt werden, um den Einweißabbau zu verringern.

Wir Fastenärzte gehen mit Buchinger davon aus, daß die „vis medicatrix naturae", die Heilkraft der Natur, wie Hippokrates (460–377 v. Chr.) es nannte bzw. der „Archaeus", der „Innere Arzt", wie Paracelsus (1494–1541) sagte, im Fasten das Stoffwechselregime übernimmt und „in ihrer biologischen Weisheit nach dem Schädlichen, Krankhaften dann auch das Überflüssige abbaut", Gesundes und Lebensnotwendiges aber solange wie möglich schont. Das bedeutet im Hinblick auf die Eiweiß-Diskussion, daß wir der Meinung sind, daß primär und hauptsächlich das oben beschriebene Schlackeneiweiß abgebaut wird. Hier unterscheiden wir uns von der Schulmedizin ganz grundsätzlich: Wir halten einen Eiweißabbau für sinnvoll und wünschenswert, die Schulmedizin hält ihn für gefährlich; das ist sicher zu allgemein und zu undifferenziert. Untersuchungen im Nahrungsaufbau haben gezeigt, daß die sog. Stickstoffbilanz sofort nach dem Fasten positiv wird, d. h. daß der Organismus mehr Eiweiß behält als er ausscheidet, wohl erstens für die jetzt wieder notwendigen, eiweißhaltigen Verdauungsenzyme und zweitens für das Wiederauffüllen der Eiweißspeicher in der Muskulatur. Gefährlich kann der Eiweißabbau unter Umständen tatsächlich werden, aber erst bei Fastenzeiten länger als 40 Tagen (6 Wochen). Die Todesfälle bei Hungerstreikenden treten nach ca. 60 Tagen auf, die Todesfälle in USA Ende der 70er Jahre sind eingetreten, als stark Übergewichtige mit einer freiverkäuflichen „Beutel-Diät" 2–8 Monate (60–240 Tage) gefastet haben; kein Todesfall erfolgte vor dem 40. Fastentag. Durch die Zugabe von Zucker in Form von Honig und Fruchtsaft hat Buchinger bei seinem Heilfasten intuitiv die Neubildung von Zucker aus Eiweiß verringert.

7.2.2 Die Säure-Diskussion

Der Hauptenergielieferant im Fasten ist – wie gesagt – das Fett. Bei dem Fettabbau entstehen im Stoffwechsel Säuren, neben freien Fettsäuren und der sog. Ketosäure und Acet-Essigsäure hauptsächlich die sog. Betahydroxy-Buttersäure.

Eine erhöhte Säureausscheidung wird im Fasten erreicht, indem in den Nieren aus dem Stickstoff (N) des Eiweißabbaus sog. Ammoniak NH 3 gebildet und mit Säure H+ zu NH 4+ gekoppelt wird, mit dem eine vermehrte Säureausscheidung über die Nieren möglich ist. Hier zeigt sich die großartige Genialität des inneren Arztes, der einfach die vermehrte N-Ausscheidung mit der vermehrten Säure-Ausscheidung koppelt! So wird der Säurewert des Blutes auch bei größerer (Fett-)Säureflut konstant gehalten. Gewisse Säuremengen werden auch über die Lungen abgeatmet und über die Haut ausgeschieden (siehe Kapitel 6), aber der wichtigste Ausscheidungsweg ist der über die Nieren, und wichtig dafür ist eine intakte Nierenfunktion und eine ausreichend hohe Trinkmenge. Wegen der dennoch begrenzten Säureausscheidungskapazität der Nieren kann – vor allem bei starker Säureflut bei größerem Übergewicht – die sog. Harnsäure im Blut ansteigen, die bei Gelenk-, Magen- oder Hautproblemen (siehe Kapitel 10) mit dem Medikament Allopurinol gesenkt werden muß.

Die Säureausscheidung im Fasten ist ebenfalls wichtiger Teil der Entschlackung, da der westliche Mensch oft zuviel Säure zu sich nimmt mit Fleisch und Wurst (Schwefel- und Phosphorsäuren) und Alkohol und Zucker, die auch über Säuren verstoffwechselt werden (s. 12.9). Die Säure aus dem Alkohol ist auch häufigste Ursache für eine erhöhte Harnsäure. Die fehlende Säurezufuhr durch Nahrung und Getränke und die basischen Fastengetränke Gemüsebrühe und Obstsaft entlasten den Säure-Basen-Haushalt und fördern die Säureausscheidung. In der Naturheilkunde gilt eine erhöhte Säurezufuhr als krankheitsfördernd, während es nach Meinung der Schulmedizin keine Säurespeicherung oder -ablagerung im Körper gibt; sie weist darauf hin, daß auch im nächtlichen Fasten vermehrt Säure ausgeschieden wird, der Morgenurin ist immer sauer, tagsüber wird Säure beim Essen als Magensäure gebraucht und gebildet. Tatsache ist aber, daß viele Krankheiten nach einem entsäuernden Heilfasten besser sind und mit anschließender säurearmer und basenreicher vegetarischer Ernährung auch gebessert bleiben.

7.2.3 Die Mikronährstoff-Diskussion

Essentielle Aminosäuren, essentielle Fettsäuren, Vitamine, Mineralien und Spurenelemente:

Ebenso wie wir beim Eiweiß nicht sagen können, woher der Organismus es im Fasten nimmt, wieviel er im Sinne von Recycling-Prozessen aus Abbauvorgängen selbst wiederverwertet oder wieviel er durch Zufuhr bzw. Substitution von außen braucht, können wir auch für die oben erwähnten Mikronährstoffe diese Fragen nicht klar beantworten, und zwar nicht, weil es keine Messungen gäbe, sondern weil die durchgeführten Messungen im Blut und Urin keine ausreichende Aussage erlauben bezüglich der Vorgänge, die sich in den Zellen und Geweben abspielen, auch nicht über die dort befindlichen Speicher. Die im Fasten durchgeführten Messungen sind noch schwieriger zu interpretieren, weil bestimmte, für die Messung verwendete Stoffwechselparameter im Fasten verändert sind.

Bei den sog. *essentiellen Aminosäuren* und den *essentiellen Fettsäuren*, die Vitamincharakter haben, und den meisten *Vitaminen* selbst, Substanzen, die der Körper selbst nicht synthetisieren kann, sondern auf die Zufuhr von außen angewiesen ist, zeigt die Empirie, daß bei bis zu 40 Fastentagen ohne Substitution keine klinisch-manifesten Mangelsymptome auftreten. Die Erklärung ist wahrscheinlich, daß 1. durch den Wegfall der Verdauungsarbeit Verbrauch und Bedarf sinken, 2. die Bedarfsdeckung durch innerkörperliches Recycling ausreichend ist, 3. die normalerweise vorhandenen Speichersubstanzen für 40 Fastentage ausreichen oder 4. alle drei Möglichkeiten zusammenwirken. Bezüglich der normalerweise vorhandenen Speicher kann es heutzutage in der westlichen, quantitativ reichlichen, „postmodernen Ernährung" aber gewisse Probleme im Sinne von qualitativen Mängeln geben.

Bei der Frage einer Substitution im Fasten – wem, was, wieviel – muß man sich also auf die Ernährungsanamnese, den allgemeinen Gesundheitszustand, das theoretische Wissen und hauptsächlich auf die innere Stimme des Fastenden verlassen; dies sind zugegebenermaßen keine sehr harten Daten. In den Buchinger-Heilfastengetränken sind Vitamine und Mineralien enthalten. Die essentiellen Aminosäuren kann man mit Mager- oder Buttermilch substituieren. Die essentiellen Fettsäuren Linol (n-6)- und Linolen (n-3)-Säure substituieren wir bei immunologischen Störungen (z. B. bei chronisch-entzündlichen Erkrankungen, Infektanfälligkeit, Allergien oder in der Krebsnachsorge) in Form von 1–2 Teel. kaltgepreßtem Sonnenblumenöl (n-6) und Leinöl (n-3) in etwas Karottensaft oder Joghurt oder Mandelmilch. Bei längeren Fastenzeiten und bei neurologischen Störungen kann man sicherheitshalber Vitamine der B-Gruppe, besonders B1 wegen seiner normalerweise relativ geringen Speicher, substituieren. Ob solche Substitution aber nötig und hilfreich ist oder ob sie evtl. sogar stört und ungünstige Wirkungen auf den Heilfastenverlauf hat, kann niemand sagen, höchstens der innere Arzt.

Hinsichtlich der *Mineralien* haben Messungen gezeigt, daß der Organismus schon frühzeitig die Mineralausscheidung sehr stark reduziert und dabei die Blutspiegel der Mineralien und Spurenelemente auch bei längeren Fastenzeiten im Normbereich hält. Wahrscheinlich gehen Bedarf und Umsatz im Fastenstoffwechsel zurück.

Der Mineralhaushalt von Natrium, Kalium und Magnesium wird hauptsächlich über die Niere in Zusammenarbeit mit Hormonen der Nebennierenrinde reguliert.

Hauptverantwortlich für den *Wasserhaushalt* und Hauptvertreter des extrazellulären Raumes ist das *Natrium*. Die Urinausscheidung von Natrium geht innerhalb der ersten drei Fastentage um ca. 75 % auf etwa ein Viertel des Ausgangswertes zurück. Mit der anfänglich starken Natriumausscheidung bei nur geringer Zufuhr kommt es in den ersten Fastentagen zu einer starken Abnahme des extrazellulären Flüssigkeitsvolumens, d. h. zu einer starken Entwässerung, die besonders ausgeprägt ist bei Menschen, die sehr salzig zu essen gewohnt sind (Salz ist Natriumchlorid). Diese Entwässerung ist verständliche Begleiterscheinung der relativen Trockenlegung des gesamten Verdauungstraktes. Die gesamte extrazelluläre Flüssigkeitsmenge geht im Fasten um ca. 20 % zurück (siehe auch Herzkreislauf und Blutdruck im Kapitel 10).

Bei den wichtigsten intrazellulären Ionen *Kalium* und *Magnesium* ist im Fasten ebenfalls die Ausscheidung auf ein Viertel reduziert. Der fastende Organismus (ver-)braucht wahrscheinlich weniger, weil die Kalium und Magnesium verbrauchenden Stoffwechselprozesse – vor allem der gesamten Verdauungsarbeit – reduziert sind und weil bei einer erhöhten „Zellmauserung" intrazelluläres Kalium und Magnesium frei werden und von innen zur Verfügung stehen im Sinne eines Recycling. Für diese Mineralien reicht daher in der Regel der relativ geringe Mineralgehalt des Wassers zur Substitution aus. Günstige Mineralwässer für das Fasten sind natriumarm (unter 100 mg pro Liter), bei niedrigem Blutdruck vielleicht etwas natriumreicher, aber kalium- und besonders magnesiumreich. Bei den Anionen ist Hydrogenkarbonat günstig, Karbonat- und Sulfatsalze sollten gering sein, weil diese meist schlecht löslich und schlecht resorbierbar sind (z. B. Magnesiumsulfat = Bittersalz). Nach unseren eigenen Messungen in den Buchinger-Fastengetränken wird Magnesium hauptsächlich mit dem Mineralwasser zugeführt, das Kalium ist teilweise in Tee und Honig, doppelt soviel in der Gemüsebrühe und noch einmal doppelt soviel in Frucht- und Gemüsesäften.

Zusätzlich Kalium und Magnesium substituieren sollte man im Fasten bei Menschen, die durch Einnahme von Entwässerungs- oder Abführmitteln einen latenten Mangel dieser Stoffe haben.

Ein latenter Magnesiummangel ist heute sehr weit verbreitet, da Magnesium Ko-Faktor von dreihundert verschiedenen Enzymsystemen im menschlichen Stoffwechsel ist und bei erhöhtem Stoffwechsel (bei Streß, aber auch bei Leistungssport) vermehrt verbraucht und entsprechend vermehrt zugeführt werden muß. Unsere Böden und damit auch die Nahrung und die Trinkwasserquellen – so haben verschiedene Untersuchungen gezeigt – verarmen in den letzten Jahren zunehmend an Magnesium und Zink. Klinisch bestehen bei vielen Patienten latente Magnesiummangelzeichen, klassischerweise nächtliche Wadenkrämpfe und häufig vermehrte Neigung zu Herzrhythmusstörungen. Die Zugabe von Magnesium verbessert z. B. alle Funktionen des sympathikoton überbetonten vegetativen Nervensystems (siehe Kapitel 10). Intrazellulärer Kalium- und Magnesiummangel begünstigen am Herzen die Entstehung von Rhythmusstörungen (siehe Kapitel 10).

In letzter Zeit gewinnt auch *Zink* als wichtiger Ko-Faktor von etwa 70 Enzymsystemen im menschlichen Organismus zunehmend an Bedeutung. Vor allem bei allen Krankheiten der Haut (besonders Akne) und der Hautanhangsorgane (Nägel, Haare) soll Zink ebenso substituiert werden wie zur Verbesserung des Immunsystems bei chronisch-entzündlichen Erkrankungen und in der Krebsnachsorge (gemeinsam mit Magnesium, beide – Zink und Magnesium – kommen in der Nahrung besonders in Nüssen und Getreide vor).

Der *Calciumgehalt* des menschlichen Organismus wird über den riesigen Calciumvorrat in den Knochen unter Einfluß von Vitamin D (entsteht in der Haut aus dem Provitamin durch UV-Bestrahlung) und dem Nebenschilddrüsenhormon reguliert. Die Calciumausscheidung im Urin steigt in den ersten Fastentagen gering an, um anschließend auf den Ausgangswert zurückzukehren. Im Verhältnis zu dem großen Calciumvorrat in den Knochen ist die geringe Calciumausscheidung im Urin bedeutungslos, so daß allgemein auch bei längeren Fastenzeiten eine Calciumgabe nicht erforderlich ist. Bei älteren Menschen und besonders bei Frauen nach der Menopause ist sie aber empfehlenswert.

Bezüglich anderer Mineralien und auch der Spurenelemente gibt es bisher ebenfalls keine Hinweise, daß auch bei längeren Fastenzeiten eine Substitution erforderlich ist; der Gehalt in den Mineralwässern reicht offenbar aus. Die Blutspiegel von *Eisen*, *Kupfer*, *Zink* und *Selen* bleiben nach unseren eigenen Messungen nach dreiwöchigem Buchinger-Heilfasten im Normbereich.

Das *Spurenelement Selen* (besonders reichlich in Nüssen und in Bierhefe) gewinnt wegen seiner antioxidativen Schutzwirkung zusammen mit den Vitaminen A, C und E zunehmend an Bedeutung. Diese sog. Antioxidantien (siehe 12.8) neutralisieren mögliche ungünstige Auswirkungen der im Stoffwechsel entstehenden freien Radikale; diese können bei ungenügender Neutralisierung eine immunsystemschädigende Wirkung haben. – Wir substituieren die Antioxidantien bei chronisch-entzündlichen Erkrankungen, in der Krebsnachsorge und bei arteriosklerotischen Erkrankungen, wo die übermäßige Oxidation von LDL-Cholesterin eine für den Krankheitsverlauf ungünstige Rolle spielen soll.

7.3 Die klinisch-physiologischen Wirkungen

Die klinisch-physiologischen Wirkungen des Heilfastens wurden teilweise bereits erwähnt und werden, soweit sie Fastenkrisen bewirken können, in Kapitel 9, und soweit sie therapeutisch gewünscht und genutzt werden, in Kapitel 10 beschrieben.

7.4 Die energetische Betrachtung nach dem Tao-System

Nach dem Tao-System (siehe Seite 23) bringt das Fasten eine ganzheitliche Umschaltung von Körper, Seele und Geist in Richtung Ruhe und Parasympathikus, also eine Yin-Betonung, ähnlich wie der Schlaf, nur eben länger. Folgende Yin-Elemente kennzeichnen das Fasten:

– *Wasser* für die Reinigung.
– *Leer-Werden* von Krankhaftem und Überflüssigem.
– *Abnehmen* als Yin-Funktion, hier bezogen auf den Yin-Anteil des Organismus, den Körper.
– *Kälte*, die mit Yang ausgeglichen wird durch aktive, körperliche Bewegung oder von außen zugeführte Wärme.
– *Geschehen-Lassen*, dem Regime des Inneren Arztes vertrauen.
– *Verzicht* auf Äußeres für den Gewinn nach innen.
– *Ruhe*, für Regeneration und inneres Wachstum.
– *Nach-Innen-Wendung*, für die seelischen und geistigen Prozesse.

Je nach primärem und persönlichkeitsbedingtem Energiezustand eines Menschen ergeben sich daraus unterschiedliche Wirkungen des Fastens:

• Bei einem gesunden Menschen sind idealerweise *Yin und Yang im Gleichgewicht*. Bei der Yin-Betonung des Fastens hilft die aktive, körperliche Bewegung oder von außen zugeführte Wärme (heißer Tee, Sauna, Sonne) als Yang-Element zur Erhaltung des energetischen Gleichgewichtes.

• *Yang-Überschuß*
Dieser Mensch ist der sog. Hypersympathikotone (siehe 10.1), typischerweise männlich, mit viel Bewegungsdrang, arbeit-

sam, aktiv, der „Macher", extrovertiert, eher heiß, rot und vollblütig, füllig von (Über-)Gewicht, ißt gern Fleisch und scharf gewürzt und trinkt Alkohol und Kaffee (alle Yang, siehe 12.10), schläft wenig, kann schlecht ruhig sein, ein wenig aggressiv. Dieser Mensch profitiert am meisten vom Fasten, da ihm dieser Yang-Überschuß abgebaut und ausgeglichen wird durch das Yin des Fastens.

● *Yin-Überschuß*
Das ist der phlegmatische Mensch, typischerweise weiblich, eher passiv bis hin zu gleichgültig, kühl und blaß, niedriger Blutdruck, langsamer Stoffwechsel, feucht im Sinne von Neigung zu Wasserstaus, ißt gern süß. Dieser Mensch braucht im Leben und auch im Fasten, das den Yin-Überschuß eher verstärkt, viel Yang-Energie, z. B. mit körperlicher Bewegung, bedarfsweise viel Wärmezufuhr, eher würzige Tees, evtl. etwas Eiweiß.

● *Yang-Überschuß bei Erschöpfung* (schwaches Chi)
Dies sind die sog. hypersympathikoton erschöpften Menschen, die trotz ihrer Erschöpfung aber unruhig, aufgedreht und nervös sind, eher trocken. Wegen der Erschöpfung tut ihnen Ruhe gut, ebenso die Yin-Stärkung des Fastens. Günstig ist reichliches Trinken von warmer Flüssigkeit, am besten mit reichlich Honig (Yin). Sie brauchen vorsichtig dosierte Wärme- und Energiezufuhr und eine Chi-Stärkung, z. B. über Atemtherapie, Reiki, Shiatsu oder ähnliches.

● *Yin-Überschuß bei Erschöpfung* (schwaches Chi)
Diese Menschen sind meist schwer krank, kühl, untergewichtig, verlangsamt. Sie sollten eher nicht fasten, brauchen Yang-Zufuhr mit Wärme von außen (heißes Bad und Wärmflasche) und innen (heiße Getränke, Kaffee und würzige Tees) und ebenfalls die erwähnte Chi-Stärkung.

8. Was schadet, was hilft beim Heilfasten? –
Not-Wendiges und „Hilfsmethoden"

Einiges zu diesem Thema habe ich schon in Kapitel 6 „Methodik" und Kapitel 7 „Physiologie" angesprochen. Hier noch einmal eine Zusammenfassung in der Übersicht:

• Es schadet, im Heilfasten zu wenig zu trinken. Die tägliche Anregung der Nieren ist wichtig, vor allem zur Ausscheidung der Säure, die sonst evtl. über Magen und Haut ausgeschieden wird, was problematisch sein kann. Auch kann zuviel Säure Gelenkbeschwerden auslösen oder verschlimmern. Die Harnsäure im Blut muß gemessen und ggf. medikamentös gesenkt werden.

• Es schadet, im Heilfasten nicht alle zwei oder mindestens drei Tage eine Darmentleerung zu haben. Die schlacken- und schadstoffhaltige Galle muß den Darm verlassen, ebenso die abgeschilferten, toten Schleimhautzellen und die abgestorbenen Darmbakterien.

• Es schadet, im Heilfasten zu wenig körperliche Bewegung zu haben. Der Kreislauf muß angeregt werden, um gut durchblutet zu sein und dadurch auch Zellen und Gewebe gut versorgen zu können. Bewegung erhöht den Stoffwechsel und damit die Entschlackung. Sie bewahrt Muskulatur und Herz vor übermäßigem Eiweißabbau. Bewegung erhöht Sauerstoffaufnahme und Säureabatmung. Bewegung erzeugt Wärme. Wer im Heilfasten friert, kann sich evtl. er-„kälten"! Bewegung ist gut bei zu niedrigem und zu hohem Blutdruck. Bewegung hebt die Stimmung.

• Es schadet, im Heilfasten nicht genug Ruhe zu haben. Regeneration nach innen findet in der Ruhe nach außen statt. Prozesse in Seele und Geist – Bewegung im Innern – finden ebenfalls nur in der äußeren Ruhe statt.

• Es schadet, im Heilfasten Genußmittel zu nehmen. Der fastende Organismus reagiert viel sensibler auf Reizstoffe, auch auf Medikamente, aber besonders auch auf Genußmittel. Alkohol belastet die ohnehin stark tätige Leber, Kaffee kann Magen und Darm reizen, Magensäure vermehren und Hungergefühle bewirken, das gleiche gilt für Nikotin. Heilfasten ist die ideale Gelegenheit, Angewohnheiten – evtl. im Übergang zu Suchtverhalten – aufzugeben.

Die „Hilfsmethoden", die Otto Buchinger in seinem Buch erwähnt, sind ein Luft- oder Sonnenbad, Packungen, Waschungen und Güsse, auch kurze Kaltwasserreize im Sinne von Kneipp. Sie regen Durchblutung und Kreislauf an. Der tägliche Spaziergang ist für ihn keine Hilfsmethode, sondern obligat, ein Muß. Gymnastik und Massage hat er erst Ende der 40er Jahre als Hilfsmethoden hinzugenommen, in der richtigen Dosierung mit anschließender Ruhepause von ihm durchaus geschätzt und empfohlen. Sehr hilfreich ist das Bürsten der Haut, naß oder trocken, mit anschließender Ölpflege.

Eine spezielle Hilfsmethode Buchingers ist das sog. „Rödern".

Diese Therapie hat Otto Buchinger von dem Wuppertaler HNO-Arzt Röder übernommen. Dabei werden die lymphatischen Organe des Nasen-Rachen-Raumes gereinigt und angeregt. Mit einer speziell hergestellten Glasglocke können die Gaumenmandeln abgesaugt und anschließend zur Durchblutungssteigerung mit den Fingern massiert werden. Mit einem wattearmierten „Röder"-Haken kann ein mechanischer Reiz auf die Region der Rachenmandeln ausgeübt werden. Diese relativ starken Reize wenden wir heute weniger an, sondern hauptsächlich den schwächeren, aber gut stimulierenden Reiz des Durchwischens der unteren Nasenmuschel bis zum Rachendach mit einem Watteträger, der in „Röder-Öl" getränkt wird, einer Mischung aus Eukalyptus, Hydrastis (Gelbwurz) und Echinacea (Kegelblume), die besonders bei Infekten der oberen Luftwege wirksam sind. Über den Reiz des Nasen-Rachen-Raumes werden die lymphatische Abwehr und die Lymphausscheidung angeregt, nach Buchinger auch die Hypophyse (Hirnanhangsdrüse) als Steuerzentrale der neuro-hormonalen und vegetativen Regulationen.

Des weiteren nennt Buchinger als Hilfsmethode den Vegetarismus, den er für die Zeit nach dem Fasten sehr empfiehlt;

er weist auf den lateinischen Wortstamm hin: vegetabile = belebend, vegetos = lebendig, frisch. Er empfiehlt bei Bedarf die *Homöopathie:* Begründet von Samuel Hahnemann (1755–1843) liegt der Homöopathie die Idee zugrunde, daß ein Stoff (mineralisch, pflanzlich oder auch tierisch), der bestimmte Krankheitssymptome verursacht, in mehr oder weniger hoher Verdünnung bzw. Potenzierung (Verschüttelung oder Verreibung) dem Organismus die Information zur Heilung dieser Krankheitssymptome vermitteln kann. Nach der sog. Simile-Regel sollen die Krankheitssymptome möglichst weitgehende Ähnlichkeit mit der Symptomatik des jeweiligen Arzneimittels haben. Wir unterschieden sog. Niedrig-, Mittel- und Hochpotenzen, die entsprechend häufig oder selten eingenommen bzw. appliziert werden, je nach Akuität oder Chronizität der Krankheitssymptome. Neben den sog. organotropen Mitteln kennt die Homöopathie auch sog. personotrope Mittel, die zum individuellen Persönlichkeitsbild passend gewählt werden.

Ein eigenes Kapitel widmet Buchinger im Anschluß an die Hilfsmethoden der sog. *„heilenden Seelenführung"*, dazu siehe die Kapitel 1, 3 und 6.3.4

9. Welche Störungen kann es beim Heilfasten geben? – Fasten- und Heil-„Krisen" und Neben-Wirkungen

Als *Fastenkrisen* bezeichnen wir solche Befindlichkeitsstörungen, die über das normale Maß der Umstellungserscheinungen hinausgehen, im engeren Sinne handelt es sich um Reinigungs- und Regenerationskrisen im Fastenverlauf. Ihr Ausmaß und vor allem ihr subjektives Erleben und Verarbeiten sind abhängig von der Konstitution des Menschen, seiner seelisch-geistigen Verfassung zum Zeitpunkt des Fastens und von der inneren Einstellung zum Fasten und dem äußeren Rahmen.

In den Umschalttagen, den ersten drei Fastentagen und den ersten drei Aufbautagen, sinkt der *Blutdruck* ab, anfangs durch die Entwässerung, im Aufbau durch die Umverteilung des Blutes in den Verdauungstrakt.

Leichte *Schwindelgefühle,* evtl. verbunden mit *innerer Unruhe,* hängen mit diesem niedrigen Blutdruck und einer kompensatorischen Erhöhung der Herzfrequenz zusammen. Langsames Aufstehen, Kneipp-Anwendungen, Bewegung und reichliches Trinken stabilisieren den Blutdruck. Bei akutem Schwindel sofort hinsetzen oder besser hinlegen und Beine hochlagern, damit in die Beine abgesacktes Blut zum Herzen und zum Kopf zurückströmt.

Gelegentlich sind Schwindel und innere Unruhe auch Ausdruck eines niedrigen *Blutzucker*spiegels und bessern sich nach einer Portion Honig und einer Ruhepause.

Leichte, allgemeine Müdigkeit oder Schlappheitsgefühl, evtl. *Konzentrations-* oder Gedächtnis*einschränkung* sind Ausdruck der beschriebenen Umstellungen im Gehirnstoffwechsel. Ein wenig Extrahonig zwischendurch oder einige Schlucke Fruchtsaft helfen dabei gut.

In den Umschalttagen besteht in der Regel ein größeres *Ruhe- und Schlafbedürfnis,* dem auch ungeniert nachgegeben werden sollte. Im weiteren Verlauf ist der Schlaf eher oberflächlicher, die Gesamtdauer beträgt nachts etwa 5–6 Stunden (zusätzlich zu den 1–2 Stunden Mittagsschlaf oder -ruhe) und sollte keineswegs durch Schlafmittel verlängert, sondern die gewonnene Zeit gewinnbringend genutzt werden (siehe 6.3.4).

Leichte Kopfschmerzen können bereits am Entlastungstag auftreten und sind ebenso wie leichte *Muskel*(„kater")*beschwerden* bedingt durch die einsetzende Entwässerung und durch die beginnende Entschlackung, deren Produkte im Blut und Gewebe ansteigen. Hilfreich sind reichliches Trinken, ein frühzeitiger Einlauf, ein heißes Bad (Vorsicht bei niedrigem Blutdruck und labilem Kreislauf) zur Durchblutungsförderung und viel Ruhe, evtl. Basenpulver.

Leichte *Sehstörungen* im Fastenverlauf sind Störungen des Scharfsehens bei verändertem Brennpunkt der Augen wegen ihres leicht verminderten Wassergehaltes (guter therapeutischer Effekt bei Menschen mit grünem Star, Glaukom). Sie bilden sich nach dem Fasten ausnahmslos zurück (und der ursprünglich erhöhte Augeninnendruck beim grünen Star bleibt noch lange nach dem Fasten gebessert). Keine neue Brille während des Fastens verschreiben lassen. Bei starker Kurzsichtigkeit (mehr als 5 Dioptrien) ist augenärztliche Kontrolle erforderlich, da bei vermindertem Wassergehalt des Auges ganz selten Netzhautablösungen beschrieben sind. Kontaktlinsen sollten im Fasten möglichst nicht getragen werden.

Eine allgemein *erhöhte Kälteempfindlichkeit* mit kalten Händen und Füßen ist bedingt durch die im Fasten verminderte Wärmeproduktion, da die sonst bei den Verdauungsprozessen entstehende Wärme fehlt; sie muß von außen oder innen zugeführt werden. Vorsicht vor „Er-Kältung"!

Neben diesen Befindlichkeitsstörungen im Fasten, die Ausdruck der Umstellung sind und auch bei sonst Gesunden auftreten, kommen bei kranken Menschen auch ausgesprochene Reinigungs- und Genesungskrisen im Sinne von *Heilkrisen* vor. Dabei können gelegentlich weit zurückliegende, schon vergessene Krankheitssymptome bei den Heilungsvorgängen des inneren Arztes im Fasten noch einmal in abgeschwächter Form auftreten (ähnlich einer Erstverschlimmerung in der Homöopathie), um dann endgültig überwunden zu werden. Buchinger hat das die „rückläufige Krankengeschichte" im Fasten genannt.

So können bei *magen*- und *darm*empfindlichen Menschen sich diese Organe im Rahmen der Ausscheidungsvorgänge im Fasten noch einmal mit Beschwerden melden. Im Fall des Magens muß dann der übermäßigen Säuresekretion konsequent und frühzeitig begegnet werden mit Hafer- oder Reisschleim, evtl. Magermilch und einem homöopathischen oder einem allopathischen Mittel. Durch reichliches Trinken von kohlesäurefreiem Wasser und von nicht zu heißen Tees muß die Säureausscheidung über die Nieren gefördert werden. – Bei Darmstörungen helfen meist häufigere Einläufe oder auch Darmbäder.

Hautekzeme können zu Beginn des Fasten „aufblühen", um sich danach dauerhaft zu bessern. Die Haut reagiert gelegentlich am Ende der 2. oder in der 3. Fastenwoche vor allem bei starkem Übergewicht mit einem sog. „Fastenekzem". Es handelt sich um frieselartige Rötungen mit kleinen, knötchenförmigen Papeln, meist im Bereich des Körperstammes, die auch jucken können. Der Labortest zeigt oft eine deutlich erhöhte Harnsäure im Blut, insgesamt handelt es sich um eine Säureausscheidung über die Haut. Therapeutisch muß neben reichlichem Trinken zur Säureausscheidung über die Nieren meist auch ein harnsäuresenkendes Medikament genommen werden und Zitronensaft oder Basica zur Säureneutralisation im Stoffwechsel; gegen den Juckreiz helfen Calcium und homöopathisch Apis D8 oder ein Antiallergikum.

Bei *rheumatischen Gelenkerkrankungen* kann im Fastenbeginn oder -verlauf durch die Mobilisierung von Schlackenstoffen eine entzündliche Reizung auftreten. Hier ist meist ebenfalls eine Übersäuerung inklusive Harnsäureerhöhung Mitursache. Mit Eis- oder Quarkpackungen oder Kohlwickeln und reichlichem Trinken, evtl. mit einem harnsäuresenkenden Medikament, klingen die Beschwerden meist ab und leiten eine andauernde Besserung ein.

Kopfschmerz- und *Migränepatienten* haben oft am Fastenbeginn noch einmal Beschwerden, sind dann aber über den gesamten Fastenverlauf und Monate danach beschwerdefrei, ein oft beglückendes Erlebnis. Therapeutisch wird die Fastenwirkung unterstützt durch Substitution von Magnesium und Vitamin E sowie durch verschiedene Naturheilverfahren wie Akupunktur, Homöopathie, Ozon-Sauerstoff-Therapie oder anderes. Auch Entspannung ist hier langfristig sehr wichtig.

Bei Patienten mit *Steinleiden* (Gallen- oder Nierensteinen) können sich im Fastenverlauf die Steine rühren und evtl. Koliken verursachen. Wenn die Steine klein sind oder sog. Grieß vorliegt, scheidet der fastende Organismus die Fremdkörper häufig aus.

So beweist sich im Fasten immer wieder die Heilkraft der Natur, die Schädliches, Krankhaftes und Überflüssiges abbaut und ausscheidet. Dieser Vorgang kann eben gelegentlich mit einer Heilkrise verbunden sein.

Häufig entsprechen körperliche Krisen im Sinne der Psychosomatik einer heilsamen Bewegung auch im *seelischen* Bereich. Seelische Krisen sind in aller Regel auch Heilkrisen und nehmen nur selten ein kritisches Ausmaß an, weil der „Innere Therapeut" in der Abwehrmauer meist nur so große Öffnungen zuläßt, wie die Seele verkraften kann. Tränen sind jedenfalls keine Katastrophe, sondern das fließende Wasser kann zeigen, daß hier vielleicht ein harter Eisberg schmilzt. In jedem Fall ist es eine Bewegung, bei der etwas in Fluß kommt. Der dienende, sorgsame Therapeut begleitet die heilsamen Erfahrungen und inneren Wachstumsprozesse, die dann evtl. nach dem Heilfasten weitergehen können.

Bei *geist*igen Krisen helfen Stille, Meditation und Gebet beim Üben des Loslassens. Die Stille ist das Sich-Öffnen für die heilsamen Kräfte der geistigen Welt. Ein spiritueller Therapeut, Lehrer oder Meister ist dabei Kanal oder Werkzeug.

10. Bei welchen Störungen und Krankheiten hilft Heilfasten? – Therapeutische Wirkungen und Indikationen

10.1 Vegetativ-autonomes Nervensystem und Dysstreß

Das Nervensystem dient dem Menschen zur Kommunikation zwischen seiner Innen- und Umwelt. Innerhalb des Nervensystems spricht man zum einen vom sog. cerebrospinalen Nervensystem, also Gehirn und Rückenmark, die die Beziehungen zur Umwelt regulieren; sie nehmen Reize von außen über sensible Nervenfasern auf und beantworten Reize über motorische Nervenfasern zu den Muskeln mit z. B. Flucht- oder Angriffsbewegung. Zum zweiten gibt es das vegetativ autonome Nervensystem, das im Innern des Körpers die sog. vegetativen Funktionen wie z. B. Kreislauf, Atmung, Verdauung, Thermoregulation, Sexualität und die damit verbundenen inneren Organe selbst und untereinander reguliert und an das Außen adaptiert. Diese Regulation geschieht autonom, d. h. ohne Zutun des Bewußtseins. Früher hat man es auch sympathisches (lateinisch = mitleidendes) Nervensystem genannt, weil es den Körper an allen Gefühlsregungen Anteil nehmen läßt, wobei deutlich wird, daß es direkte Verbindungen des vegetativen Nervensystems zur Psyche gibt, z. B. Angst-Schweiß, Trauer- oder Freude-Tränen und anderes; wir haben hier die Brücke der Psycho-Somatik.

Der frühere Name bezeichnet inzwischen nur noch die eine Hälfte, den Sympathikus, der für Aktivität und Bewegung, also Yang-Einstellung sorgt, während sein Partner, genannt Parasympathikus, die Ruhe des Yin reguliert. In der Yang-Stellung sind Herz und Atmung schneller, Gefäße unter höherem Druck, der Blutdruck hoch, Blutzucker und Insulin hoch für die Energiebereitstellung, die sog. Streßhormone Cortison und die Katecholamine hoch, der Cholesterinspiegel hoch, die Schilddrüsenhormone hoch und anderes mehr, andererseits aber Sexualität, Verdauung und Immunsystem gebremst. Im Yin, in der Ruhe, haben wir das Gegenteil, und die Yin-Einstellung haben wir auch im Schlaf, während dem wir ja auch fasten; und wir haben sie auch, wenn wir einmal im Jahr für zwei oder drei Wochen fasten.

Dysstreß möchte ich mit dem Tao-System (siehe Seite 23) definieren als eine Situation, in der über längere Zeit Yin und Yang nicht in ein Gleichgewicht gebracht, also ausgeglichen werden. Das nennen wir Ärzte dann psycho-vegetative Dystonie. Dabei besteht in der westlichen Welt in den meisten Fällen eine Yang-Überregulation, es gibt aber auch eine Yin-Dysstreß-Situation.

Diese Dystonie im vegetativen Nervensystem führt zu Störungen im *Körper* im Sinne der Psychosomatik: Anfangs sind es noch sog. funktionelle Störungen, bei denen die überwiegend mechanistisch denkende „Apparate"-Medizin bei der Diagnostik noch keine Normabweichungen findet, obwohl die Patienten mit Yang-Überschuß z. B. über Nervosität und Schlafstörungen, Kopfschmerzen durch angespannte, verengte Gefäße, Rückenbeschwerden durch angespannte Muskulatur, erhöhten Blutdruck durch erhöhten Druck im Gefäßsystem, erhöhte Cholesterinwerte durch Anstieg der Streßhormone, gelegentlich Herzrhythmusstörungen oder durch relativen Yin-Mangel über Verstopfungsprobleme, häufige und länger anhaltende Infektionen und sexuelle Lustlosigkeit klagen. Wenn das über einen längeren Zeitraum anhält, werden dann echte organische Störungen meß- und nachweisbar. Wird dann immer noch nicht ausreichend mit Yin-Ruhe ausgeglichen, so werden die Störungen chronisch.

Es ist bezeichnend für unser westliches Gesundheitswesen, daß 75–80 % aller Menschen, die einen niedergelassenen Arzt aufsuchen, (noch) nicht organisch krank sind, sondern derartige funktionelle, psycho-vegetativ-dystone Störungen haben. Wenn dann der Arzt nichts findet, dem Patienten also eigentlich „nichts fehlen" dürfte, er aber doch „etwas hat", nämlich seine Beschwerden (mit einem darunterliegenden psychischen Problem), wird es für beide schwierig: Der Arzt denkt, der Patient simuliert oder „spinnt", packt ihn in die „Psycho"-Schublade und verschreibt häufig irgendeinen Tranquilizer, ein Beruhigungsmittel, oder ein Antisymptommittel. Der Patient kann sich gar nicht über die Normalbefunde freuen, irgend etwas muß doch da sein, und er fragt sich, ob der Arzt wohl richtig untersucht hat, oder ob er lieber noch einen anderen konsultieren sollte, der neuere Geräte hat und vielleicht doch eine Computer- oder Kernspintomographie veranlaßt.

In der Regel reagiert der Mensch beim Auftreten von Störungssymptomen intuitiv mit einer Verlangsamung der Geschwindigkeit. Dafür sind die Symptome auch da. Symptome weisen immer auf eine dahinterliegende Störung. Und es nutzt nichts oder nur wenig, wenn man nur das Symptom beseitigt (etwa bei einer akuten Blinddarmentzündung ein Schmerzmittel nimmt). Seien wir dankbar, daß wir unseren Körper haben und daß er uns Störungen anzeigt.

Die Störung, das Symptom, die Krankheit zwingen zunächst in die Ruhe, und allein die Ruhe hilft oft bereits, denn meist ist die Störung durch zuviel Unruhe verursacht. Die Ruhe nun ist die Voraussetzung zum Anschauen der Ursache. Der Arzt in unserem Gesundheitswesen hat aber meist nicht genug Zeit, um dabei zu helfen, und wenn er sich die Zeit nimmt, bekommt er sie nicht bezahlt. Also fixieren sich Patient und Arzt tatsächlich oft auf das Symptom – mit ein bißchen Aspirin oder einem anderen Schmerzmittel oder einem Beruhigungsmittel –, und der Mensch denkt: „Gerade jetzt kann ich dieses Anhalten-Sollen überhaupt nicht gebrauchen" und macht weiter ... und die Störung wird schlimmer, es kommt zu einem zunehmenden Überlastungs- und dann Erschöpfungssyndrom.

Das nennen wir Mediziner dann „Dysstreß-Syndrom", dessen Folgen anfangs die oben genannten, funktionellen Yang-Überschuß-Symptome sind, aber es gibt auch einen Yin-Überschuß-Dysstreß bei introverter Belastung (siehe unten).

Physiologisch-biochemisch hat die Vorgänge des Dysstreß als erster der Kanadier Hans Selye 1950 beschrieben, zu einer Zeit, als der Naturwissenschaft die Erforschung der Hormone und deren regelkreisartiger Feedback-Regulationen gelungen war. Die weitere, nun auch psychologisch-soziologische Forschung vernetzte dann die Streßhormon-Theorie mit unterschiedlichen Persönlichkeitsmerkmalen und unterschiedlichen Krankheiten. Daraufhin wurde 1977 von Henry und Stephens das Streßkonzept differenziert in zwei verschiedene Streßachsen: Die sog. *aktive (Yang) Streßachse* ist verbunden mit Gefühlen von Angst und Wut (Ärger nach außen), läuft über die Sympathikus-Nebennierenmark-Katecholamin-Achse und wird aktiviert bei dem Versuch, Streß durch aktives Handeln unter Kontrolle zu bringen. Sie führt bei anhaltendem Streß zu Arteriosklerose und ihren Folgen, wie z. B. hoher Blutdruck, hohes Cholesterin oder Herzinfarkt (siehe 10.2 und 10.3). – Die *passive (Yin) Streßachse* geht mit Gefühlen von Unsicherheit, Hilflosigkeit und Depression (Ärger nach innen) einher, führt zur Aktivierung der Hypothalamus-Nebennierenrinde-Cortison-Achse und wird aktiviert bei zusammenbrechender oder gescheiterter Streßkontrolle. Sie führt zur Schwächung des Immunsystems (siehe 10.4) mit chronisch-entzündlichen Krankheiten oder Krebs. Die Auswirkungen dieser beiden Streßachsen, nämlich einerseits Arteriosklerose und ihre Folgen von Herzinfarkt und Schlaganfall und andererseits Immunschwäche und Krebs, sind die häufigsten Todesursachen der westlichen Welt.

Wenn nun also Dysstreß-Symptome bestehen und der Leidensdruck groß genug geworden ist, ist Besserung und Heilung möglich, wenn man die darunter, im Schatten und im Unbewußten, also im *seelischen* Bereich liegende Störung bewußt beleuchtet und anschaut im Sinne einer Psychosomatik und Ganzheitsmedizin (siehe Seite 26). Das geht oft nicht alleine, weil Angst und Befangenheit es erschweren, die Abwehrmauern der Psyche zu öffnen. Deswegen braucht es dafür gute Freunde, mit denen man offen sprechen kann, oder eben einen Psycho-Therapeuten, einen geschulten „Bergführer", der hilft, den richtigen Weg zu finden.

Bei dem Yang-Un-Ruhe-Dysstreß, dem häufigeren, sind die Fragen: Warum stresse ich mich so in meinem Alltag, warum erlebe ich meinen Alltag so stressig und schaffe es so wenig, mir Ruhepausen zu nehmen, mich abzugrenzen und nein zu sagen?

Der häufigste Abwehrmechanismus gegen das bewußte Anschauen des Yang-Streß ist die Projektion: Der Mensch sucht die Ursache außerhalb von sich (Yang = Unruhe, außen). Da sind die sog. Sachzwänge und von außen diktierten Termine, die nicht genügend Ruhezeit lassen. „Alle wollen dauernd so viel von mir!" Das ist aber nur die halbe Wahrheit; im Sinne des Sowohl-Als-auch ist die andere Hälfte innen, unbewußt. Das Außen ließe sich schon lösen mit Neinsagen (Verzicht = Yin) oder Delegieren und etwas gestreckterer Zeitplanung mit freien Wochenenden und regelmäßigem Urlaub alle vier Monate usw. Aber ein unbewußter Anteil innen verhindert diese Lösungen. Mit diesem Anteil müssen wir ins Gespräch kommen, selbst wenn das anfangs unangenehm werden und ein bißchen Angst machen kann, aber immer noch besser als ein Herzinfarkt ... sollte man theoretisch meinen, aber im praktischen Alltag wählt die Mehrheit den Herzinfarkt!

Bei diesem Yang-Streß liegen wie gesagt die idealen, heilsamen Möglichkeiten im Yin des Fastens!

Beim Yin-Streß (Yin = passiv, innen) mit Verzweiflung und Depression sind die Fragen: Warum bin ich so ge-kränkt und so passiv, habe so viele negative anstatt positive Gedanken, fühle mich so minderwertig, traue mich nicht aus meinem Schneckenhaus heraus? Auf wen bin ich unbewußt wütend (bei jeder Depression)?

Auch hier wird das bewußte Hinschauen abgewehrt mit Projektion nach außen: Ein anderer Mensch ist schuld an meinem Unglück, weil er mich zu wenig liebt, lobt, anerkennt, so wenig da ist oder mich sogar verlassen hat; ohne ihn kann ich nicht leben. Der andere, der eigene Anteil lautet: Was an mir bewirkt bei ihm, daß er so mit mir umgeht und/oder warum bin ich so stark auf seine Nähe angewiesen, warum ist meine Autonomie so schwach, mit der ich auch meine eigene Selbständigkeit leben kann und will? Was möchte ich am liebsten und traue mich nicht? – Auch dahin zu schauen macht Angst, und viele Menschen bleiben in der Abwehr und Projektion gefangen oder rutschen in die Regression mit Suchtverhalten ab ... und behalten ihre chronisch-entzündliche Krankheit oder sind in Gefahr, Krebs zu bekommen oder – falls erkrankt – nicht gut mit ihm umzugehen (siehe 10.4).

Im *geist*igen Bereich gibt es noch einige andere Aspekte des Dysstreß-Syndroms:

Wenn tatsächlich einmal eigener Streß von einem anderen Menschen verursacht wird durch aggressives Verhalten, Kränkung oder Enttäuschung, der andere mir also Leid zufügt, erinnern wir uns an das auf Seite 19 von der buddhistischen Haltung Gesagte: Möge der andere damit mein wichtigster Lehrer sein; d. h., in irgendeiner Weise habe ich das Verhalten des anderen karmisch verursacht, und es ist für mich Möglichkeit zu eigener Lernerfahrung, aus der heraus ich in Verzeihung und Vergebung mein liebendes Mitgefühl wachsen lassen kann. – Übrigens: Im Tao-System ist völlig klar, daß es auf dieser polaren Erde immer genauso viel Licht wie Schatten gibt, sie bedingen einander.

Yang-Streß geht oft auch aus von tätiger Nächstenliebe mit der Betreuung und Pflege von alten oder behinderten Familienangehörigen oder anderen Menschen. Das ist eine wichtige Aufgabe und Möglichkeit, liebend zu helfen. Aber es kann auch gefährlich werden, wo man die eigenen Belastungsgrenzen überschreitet und sich erschöpft. Es heißt zwar „Liebe deinen Nächsten", aber auch „wie dich selbst." Das bedeutet u. a. auch ein Sowohl-Als-auch und meint ein Gleichgewicht. Wir können nur Liebe und Kraft geben, wenn wir uns auch Zeit nehmen und unsere Quellen haben, um Liebe und Kraft für uns zu nehmen. Ohne Nehmen können wir nicht geben, weil wir dann leer sind ... und krank werden können, und das ist nicht der Sinn von Nächstenliebe. Denn es heißt darüber hinaus: „Liebe Gott vor allem", und da ist die Quelle, wo wir Kraft nachtanken können, sowohl in Meditation und Gebet, aber auch ganz real von Menschen, die wir lieben, in denen das Göttliche genauso ist wie in den Menschen, denen wir Liebe geben.

Dabei gibt es noch eine kleine, aber wichtige Randbemerkung: Wenn wir das Karma-Gesetz richtig verstehen, bedeutet jede Leiderfahrung auch eine wichtige Lernerfahrung. Es gibt auch ein „Zuviel-helfen-Wollen", bei dem wir es dem anderen Menschen zu leicht machen, weil wir ihm alles abnehmen wollen; damit verhindern wir, daß er eigene Lernerfahrungen machen kann ... Man soll dem anderen auch vertrauen und ihm etwas zutrauen!

Sehr viele Menschen machen sich sehr viele Sorgen und haben Schuldgefühle bezüglich der Vergangenheit und Angst vor der Zukunft. Im Blick auf die Vergangenheit gilt das eben Gesagte und das Karma-Gesetz. Schuld ist nur dort, wo jemand anderes vorsätzlich und bewußt verletzt wird; das ist da, wo Schatten ist. Viel häufiger ist es nicht Schuld, sondern Karma, unbewußte Ursache und bewußte Wirkung.

Für den sorgenvollen Blick in die Zukunft gibt es ein schönes Zitat in Dale Carnegies Klassiker „Sorge Dich nicht, lebe", wo jemand rückblickend sagt: „Mein Leben war voll fürchterlicher Katastrophen ..., von denen die meisten nie passiert sind!"

Angst ist die Enge des Ego mit Festhalten- oder Machen-Wollen anstatt Loslassen, sich überlassen.

In Meditation und Gebet erfahren wir den Satz „Nicht mein, sondern dein Wille geschehe", der auch bedeutet, daß wir da, wo unsere Kraft erschöpft ist oder wir uns überfordert und der Verzweiflung nahe fühlen, all unser Wollen loslassen und Schicksal, Karma und Gnade in Seine Hände legen dürfen und mit Dietrich Bonhoeffer vertrauen:

„Von guten Mächten wunderbar geborgen,
Erwarten wir getrost, was kommen mag.
Gott ist mit uns am Abend und am Morgen,
Und ganz gewiß an jedem neuen Tag."

Diese Zeilen hat Dietrich Bonhoeffer im Konzentrationslager geschrieben!

Von Jesus Christus wissen wir, daß er bei und in uns allen ist, auch und vor allem mit jenen, die schwach, behindert, unterprivilegiert, ausgegrenzt, Opfer von Ungerechtigkeit und Gewalt, eben hilfebedürftig sind. Diese Gewißheit gilt sowohl für den Menschen mit Yang-Streß an den Grenzen seiner Möglichkeiten des Gebens als auch für den Menschen mit Yin-Streß in Verzweiflung und Schmerz bei chronischer

Krankheit, vielleicht durch chronisches Gekränktsein, oder in Trauer und Depression bei zuviel Distanz oder nach dem Weggang eines geliebten Menschen. Immer wieder soll unser eigenes Machen-Wollen ergänzt und ausgeglichen werden durch das vertrauensvolle Geschehenlassen, dem Gefühl der Geborgenheit in dem großen ganzen Einen.

An das Ende dieses Kapitels über den Dysstreß stelle ich das alte Gebet von F. C. Oetinger:

Gott gebe mir die (heitere) Gelassenheit, Dinge hinzunehmen, die ich nicht ändern kann,

Den Mut (und die Kraft), Dinge zu ändern, die ich ändern kann,

Und die Weisheit, das eine vom anderen zu unterscheiden.

Ganz am Ende steht die tief empfundene Dankbarkeit für alles, was ich nicht ändern muß, weil es gut ist, so wie es ist!

10.2 Das metabolische Syndrom

Als metabolisches Syndrom (Metabolismus = Stoffwechsel) wird seit einigen Jahren die Kombination von Übergewicht, erhöhten Blutfetten, erhöhtem Blutzucker (Diabetes mellitus), erhöhtem Blutdruck und erhöhter Harnsäure im Blut, die zu Gicht führen kann, bezeichnet. Die Gesamtheit dieser Symptome, aber auch einzelne, die verschieden bedeutsam sind, und zusätzlich das Rauchen, gelten als Risikofaktoren für die Entwicklung einer Arteriosklerose (griechisch „skleros" = hart). Das ist eine Arterienverhärtung bzw. -verkalkung mit der häufigsten Manifestation an den Herzkranzgefäßen, die den Herzinfarkt zur Folge haben kann (siehe 10.3). Seit 30 Jahren ist der Herzinfarkt in der westlichen Welt die häufigste Todesursache.

Als gemeinsame pathogenetische Grundstörung beschreibt die Schulmedizin die erhöhten Insulinspiegel im Blut, die wiederum zusammenhängen mit einer Minderfunktion der Insulinrezeptoren an den Zellen des Fettgewebes und der Muskulatur. Zusätzlich hat man herausgefunden, daß es entscheidende Unterschiede gibt bezüglich des Arteriosklerose- und Herzinfarkt-Risikos, je nachdem, wo im Körper eine Fettvermehrung stattfindet. Das Risiko ist größer bei der männlichen, androiden, apfelförmigen Fettvermehrung im Bauchfell (abdominell) und geringer bei der weiblichen, gynoiden, birnenförmigen Fettvermehrung an Gesäß und Oberschenkeln. Die Yang-Vermehrung, die es übrigens auch bei Frauen gibt, ist also gefährlicher bezüglich Herzinfarkt als die Yin-Vermehrung.

Aus ganzheitlicher Sicht ist das metabolische Syndrom eine Kombination aus der nicht ausgeglichenen, aktiven, extroverten Yang-Streßachse, Mangel an körperlicher Bewegung und einer Überernährung mit materieller Nahrung und Genußmittelmißbrauch bei eigentlich bestehendem Hunger nach seelisch-geistiger Nahrung wie Liebe und Harmonie, Geborgenheit und Sicherheit, Vertrauen und Toleranz.

Eine Überbetonung der Yang-Streßachse führt über den Sympathikus zur Erhöhung der Katecholamin-Hormone Adrenalin und Noradrenalin aus dem Nebennierenmark. Adrenalin soll eigentlich alles im Körper auf eine körperlich-muskuläre Bewegung vorbereiten, Angriff oder Flucht als Reaktion auf den Streß. Adrenalin erhöht direkt und indirekt über Cortison (Yin-Streßachse) den Blutzucker durch Glykogenabbau, die Triglyceride (= Neutralfette) im Blut durch Fettabbau, den Cholesterinspiegel und den Blutdruck ... dann jedoch bleibt die muskuläre Bewegungsantwort aus! Blutzucker und Bluttriglyceride werden nicht zu Energie verbrannt und bleiben im Blut. Die Bauchspeicheldrüse muß vermehrt Insulin bilden und ausschütten, um den Blutzucker zu senken, indem es ihn in die Glykogenspeicher bringt. Diese sind aber durch die Überernährung alle voll, also bringt Insulin den Zucker zur Leber und zu den Fettzellen, wo er in Fett umgebaut und abgelagert wird. Mit zunehmender Fettbeladung und Entwicklung von Übergewicht reduzieren die Fettzellen ihre Insulinrezeptoren an der Zellmembran, so daß Insulin den Zucker nicht mehr einschleusen kann. Der Zucker bleibt im Blut und damit auch das Insulin hoch, es hat sich eine Zuckerkrankheit entwickelt, ein Diabetes mellitus.

Der Bewegungsmangel ist indirekte Folge des Dysstreß. Der gestreßte Mensch ist erschöpft und nimmt sich keine Zeit für sportliche Bewegung. Dabei wäre diese Bewegung die ideale, körperliche Antwort auf alle von den Streßhormonen vorbereiteten metabolischen Veränderungen. Körperliche Bewegung wirkt auch psychisch streßabbauend.

Außerdem wird mit den „Genuß"-Mitteln Coffein und Nikotin der Yang-Überschuß noch erhöht. Alkohol ist energetisch auch überwiegend Yang, wo er „geist"iges Getränk ist, wo er Aggressivität fördern kann und wo er im Stoffwechsel Säure bildet (siehe 10.9), teils ist er aber Yin, wo er am Abend als Beruhigungsmittel konsumiert wird.

Das therapeutische Prinzip des metabolischen Syndroms ist theoretisch einfach: Streßreduktion und -ausgleich, viel körperliche Bewegung sowie Reduktion der Genußmittel und der Nahrungsmenge (in dieser Reihenfolge der Wichtigkeit). Natürlich hat das Heilfasten sowohl auf der metabolisch-körperlichen als auch auf der seelisch-geistigen Ebene hier vielfältige, heilsame Wirkungen.

10.2.1 Übergewicht, Adipositas

Jeder Mensch hat heute meist ein ausreichendes Wissen über Kalorientabellen und besitzt schon immer ein inneres Wissen über das Maß, die Menge der Nahrung, die angemessen für ihn ist – bezüglich der Qualität der Nahrung sieht es heute eher schwierig aus. Das innere Wissen scheint heute zwar nicht verloren, aber gefährdet und überdeckt zu sein von der Ver-Suchung durch das Überangebot an materieller Nahrung, die teilweise als Sucht-Mittel bei der Suche nach innerem Gleichgewicht und Harmonie mißbraucht wird. Gesundheit ist Gleichgewicht; gelegentlich zuviel essen und/oder trinken, wenn es gerade schmeckt, ist Genuß und wichtig, solange der materielle Yin-Überschuß irgendwann wieder ausgeglichen wird durch Reduktion der Materie (Yin) oder durch aktive, körperliche Bewegung (Yang). Tierisches Eiweiß, scharfe Gewürze, Alkohol und Kaffee haben eher Yang-Qualität, während die Yin-Seite durch Süßes und Fettes verstärkt wird (siehe 12.10).

Im Fasten nimmt dieses materielle *Körper*gewicht ab. Die durchschnittliche Gewichtsabnahme beträgt bei der Frau 400, beim Mann 500 g pro Tag, in den ersten Tagen durch die Entwässerung mehr. Grundsätzlich sind Schwankungen in der täglichen Gewichtsabnahme kaum durch Stoffwechselveränderungen bedingt, sondern ganz überwiegend durch Schwankungen im Wasserhaushalt. Die Stoffwechselprozesse laufen relativ konstant ab. Körperliches Training regt natürlich den

Stoffwechsel an, stabilisiert den Kreislauf und fördert dadurch die Durchblutung und die allgemeine Entschlackung.

Verminderte Gewichtsabnahme ist also meist überwiegend Wasserstau. Dazu kommt es, wenn Patienten im Fasten nicht genügend trinken. Der Organismus hält dann – hormonell gesteuert – Wasser zurück. Durch reichliches Flüssigkeitsangebot sinkt das Gewicht am nächsten Tag um so mehr.

Ein Wasserstau kann außerdem durch das Trinken von stärker natriumhaltigem Wasser bedingt sein und läßt sich durch natriumärmeres Wasser, z. B. Leitungswasser im Tee, rasch wieder ausgleichen.

Eine häufige Ursache für den Wasserstau sind Streßhormone der Cortison-Gruppe bei entweder körperlicher oder psychischer Streßbelastung. Solche streßbedingten, lymphatischen Stauungen gibt es übrigens auch außerhalb des Fastens, besonders bei Frauen. Therapeutisch hilft hier die Yin-Ruhe, nicht die Entwässerungstablette.

Eine weitere Ursache für verminderte Gewichtsabnahme im Fasten betrifft Frauen. Einige Tage vor der Menstruationsblutung besteht ein erhöhter Blutspiegel des Gestagens Progesteron, das ebenfalls eine wasserstauende Wirkung hat. Nach zyklusmäßigem Abfall des Progesteronspiegels kommt es zur Menstruationsblutung und zur Ausscheidung des gestauten Wassers. Die Menstruationsblutung kann sich im Fasten übrigens terminlich sowohl nach vorne als auch nach hinten verschieben.

Die Schulmedizin, speziell die Deutsche Gesellschaft für Adipositasforschung, kann sich bis jetzt leider nicht dazu durchringen, das Heilfasten als ganzheitliche Therapiemöglichkeit beim Übergewicht zu empfehlen. Sie kritisiert den Eiweißverlust während der Fastenzeit, den wir Fastenärzte eher für vorteilhaft halten (siehe 7.2.1) und der nach dem Fasten rasch wieder je nach Bedarf ausgeglichen wird.

Der einstmals verbreitete Vorwurf an das Fasten, es führe durch die Senkung der Stoffwechselrate anschließend zu einem höheren Körpergewicht als vor dem Fasten, wird heute nicht mehr so oft geäußert. Es ist bewiesen, daß die Stoffwechselrate nach einigen Tagen den Wert vor dem Fasten wieder erreicht. Eine retrospektive Untersuchung an 369 Patienten unserer Klinik, die mehr als zehnmal gefastet haben, ergab, daß nur ein Drittel von ihnen an Gewicht zugenommen hatte, ein Drittel hat über die Jahre abgenommen, ein Drittel blieb etwa konstant. Natürlich spielen da verschiedene Faktoren zusammen, u. a. auch die individuelle Konstitution.

Im *seelischen* Bereich sollte auch das Bewußtsein weiter werden; Bewußtseinserweiterung statt Körpererweiterung. Die Fragen und Themen sind: Welches sind die unbewußten, verdrängten Motive von zuviel Materie? Fresse ich meinen Kummer in mich hinein (meistens süße Yin-Nahrung bei Yin-Problematik)? Wem möchte ich schaden und schade mir damit selbst? Wer schnell und viel arbeitet, muß auch schnell und viel essen (meistens Yang-Nahrung bei Yang-Problematik). Was suche ich wirklich und befriedige mich ersatzweise mit Essen (Regression)? Will ich mir mehr Gewicht verschaffen und zeige damit: Komm mir nicht zu nahe?

Auf der *geist*igen Ebene ist der Körper der Tempel des Geistes, und der Geist ist das Göttliche. Der Mensch lebt nicht vom Brot allein und kann seinen geistigen Hunger nicht dauernd mit Materie stillen.

10.2.2 Erhöhte Harnsäure, Hyperuricämie

Säure ist Yang. Harnsäure entsteht als harnpflichtiges Abbauprodukt der Nukleinsäuren in allen tierischen Zellkernen, wird also mit tierischer Nahrung (Yang) vermehrt zugeführt. Bei kombiniertem Verzehr mit viel Zucker, besonders aber viel Alkohol, wird die Harnsäureausscheidung über die Nieren blockiert bzw. reduziert. Es kommt zum Anstieg der Harnsäure im Blut und im Gewebe, wobei offenbar eine hohe Affinität zu den schlecht durchbluteten Gelenkstrukturen besteht, die auf die Harnsäureerhöhung mit chronischer Knorpelzerstörung oder sogar mit akutem Gichtanfall reagieren. Im Fasten ist durch die Säurebelastung aus dem Fettabbau die Harnsäureausscheidung vermindert, die Harnsäuremenge, die im Stoffwechsel entsteht, kann und muß bei Bedarf durch das Medikament Allopurinol gesenkt werden.

10.2.3 Zuckerkrankheit, Diabetes mellitus

Es gibt zwei Arten von Zuckerkrankheit:

Beim Typ I oder Jugend-Diabetes (ca. 5 %) bildet die Bauchspeicheldrüse nach einer immunologischen Schädigung zu wenig oder gar kein Insulin, so daß dieses durch Spritzen dem Organismus lebenslang zugeführt werden muß. Das Fasten kann hier durch Entschlackung der Basalmembran der Kapillaren und der Grundsubstanz von Zucker-Eiweiß-Ablagerungen (siehe 7.1) die Entwicklung eines sog. diabetischen Spätsyndroms lange aufhalten, wenn nicht sogar bei regelmäßigem Heilfasten verhindern.

Die Entstehung des Typ II oder Erwachsenen-Diabetes (ca. 95 %) habe ich oben beschrieben als Folge von Dysstreß, Bewegungsmangel und Überernährung. Diese Diabetesform ist durch frühzeitiges Heilfasten mit anschließender Änderung der Lebensweise vollständig heilbar!

10.2.4 Erhöhte Neutralfette = Triglyceride, Hypertriglyceridämie

Die Triglyceride kommen entweder direkt aus dem Nahrungsfett oder dem im Körper abgelagerten Fett oder entstehen aus nicht verstoffwechseltem Zucker (und sind deshalb bei der Zuckerkrankheit meist erhöht). Als Speicherform übermäßig aufgenommener Energie werden sie auf dem Blutweg in die Fettzellen transportiert und dort deponiert. Im Fasten sinken die Triglyceride, auch wenn sie vorher erhöht sind, in jedem Fall innerhalb weniger Tage in den Normbereich, weil sie als Substrat der Energiegewinnung im Stoffwechsel verbrannt werden.

10.2.5 Erhöhter Cholesterinspiegel, Hypercholesterinämie

Das Cholesterin wird meist den Blutfetten zugerechnet, hat aber einen sehr viel komplexeren Stoffwechsel als die Neutralfette und enthält keine Fettsäuren zur Energiegewinnung. Cholesterin hat im menschlichen Organismus folgende Funktionen:

– Cholesterin kommt in allen Zellen aller Wirbeltiere vor und ist dort zusammen mit sog. Phospholipiden am Aufbau der Zellmembranen beteiligt.

– Cholesterin ist die chemische Muttersubstanz aller menschlichen sog. Steroidhormone. Dazu gehören

1. die Nebennierenrindenhormone der Cortison-Gruppe und das Aldosteron, das hauptsächlich den Mineral- und Wasserhaushalt über die Nieren steuert.

2. gehören dazu die weiblichen (Östrogene) und die männlichen (Testosterone) Sexualhormone.

– Cholesterin ist chemische Muttersubstanz für das unter UV-Strahlung in den Hautzellen gebildete Vitamin D.

– Cholesterin ist chemische Muttersubstanz aller Gallensäuren, die in der Leber aus Cholesterin gebildet werden, mit der Galle in den Dünndarm gelangen und dort für die Fettverdauung unerläßlich sind. Je nach Bedarf können sie wieder aus dem Darm zurückresorbiert und zur Leber zurücktransportiert werden.

Nach übereinstimmenden Ergebnissen mehrerer Untersuchungen entstammen selbst bei Verzehr großer Cholesterinmengen mit der Nahrung nur max. 25 % des im Blut vorkommenden Cholesterins aus dieser Nahrung, 75 % kommen aus einer körpereigenen, endogenen Synthese in und außerhalb der Leber.

Da ein erhöhter Cholesterinspiegel im Blut ein Risikofaktor für die Entstehung der Arteriosklerose ist (aber leider keine Beschwerden verursacht und daher oft zu spät erkannt wird), schützt sich der menschliche Organismus bei erhöhter Zufuhr von Nahrungscholesterin und bei erhöhtem Cholesterinblutspiegel durch

– Begrenzung der Cholesterinaufnahme im Darm auf max. 0,3–0,5 g pro Tag (wichtigster Schutzmechanismus), darüber hinausgehendes Nahrungscholesterin wird ausgeschieden. Weitere Schutzmechanismen sind

– Drosselung der endogenen Cholesterinsynthese in der Leber.

– Steigerung von Abbau und Ausscheidung über die Galle.

Der Cholesterinblutspiegel wird außer durch den Cholesteringehalt der Nahrung in starkem Maße durch die Art der Nahrungsfette beeinflußt. Der Blutspiegel ist um so niedriger, je höher der Gehalt der Nahrung an mehrfach ungesättigten (pflanzlichen) Fettsäuren und je niedriger der Gehalt an gesättigten (vorwiegend tierischen) Fettsäuren ist. Wahrscheinlich bewirken die mehrfach ungesättigten Fettsäuren eine Steigerung der Ausscheidung von Cholesterin und Gallensäuren im Stuhl.

Bei diesen hochkomplexen Stoffwechselvorgängen wird deutlich, daß die Ernährung für Regulation und Höhe des Cholesterinblutspiegels nur eine begrenzte Bedeutung hat. Es gibt klinisch-empirisch deutliche Hinweise dafür, daß jede Art von Dysstreß hauptverantwortlich ist für hohe Cholesterinblutspiegel, ebenso spielt auch die konstitutionelle Veranlagung eine wichtige Rolle.

Innerhalb des Gesamt-Cholesterins werden zusätzlich die Untergruppen LDL- und HDL-Cholesterin bestimmt. Nur die erhöhten LDL-Werte gelten als gefährlich, da die Oxidation von LDL-Cholesterin und dessen anschließende Ablagerung an der Innenwand der Arterien als Schrittmacher der Arteriosklerose angesehen wird (neuerdings versuchte Reduktion der LDL-Cholesterin-Oxidation durch Betonung der Antioxidantien in der Nahrung oder als Substition). Eine hohe HDL-Fraktion gilt als günstig, da diese der Arteriosklerose-Entstehung eher entgegenwirkt und bereits abgelagertes LDL-Cholesterin wieder reversibel lösen kann. Die HDL-Fraktion steigt an durch sportliche Bewegung. Das Arteriosklerose-Risiko durch Cholesterin wird weniger durch den Gesamt-Cholesterinspiegel beeinflußt als vielmehr durch den Quotienten Gesamt-Cholesterin geteilt durch HDL-Cholesterin; dieser ist idealerweise etwa $200 : 50 = 4$; Werte über 4, 5 gelten als pathologisch.

Nach dem Fasten beobachten wir in der Regel ein deutliches Absinken der Cholesterinblutspiegel und besonders des LDL-Cholesterin. Dabei spielt aber nicht nur das fehlende, exogene Cholesterin eine Rolle, sondern auch die Ruhe der Fastenzeit. In sehr seltenen Fällen beobachten wir nach dem Fasten einen nur sehr geringen Abfall hoher LDL-Cholesterinspiegel oder sogar einen Anstieg. Dies geschieht bei Patienten, die im Fasten ungenügend zur Ruhe kommen und sich psychisch stark anspannen. Nach dem Fasten beobachten wir häufig, daß bei Patienten, die während des Fastens ausreichend oder viel Sport getrieben haben, neben dem deutlichen Absinken des Gesamt- und des LDL-Cholesterins die HDL-Fraktion mehr oder weniger ansteigt und sich damit der Risikoquotient um so deutlicher verbessert.

10.2.6 Hoher Blutdruck, arterielle Hypertonie

Der Bluthochdruck ist in 99 % der Fälle (1 % kann bedingt sein durch Störungen von Hormonen oder der Nieren) eine psychosomatische Störung in der Kombination eines Yang-Dysstreß mit Bewegungsmangel, bei hohem Streßpotential kann er sich sogar trotz sportlicher Bewegung entwickeln. Der Hochdruckmensch steht bzw. stellt sich unter hohen Druck, ohne ausreichenden Yin-Ruhe-Ausgleich. Auch der Bluthochdruck macht, genau wie das erhöhte Cholesterin, (leider) keine Beschwerden, es gibt kein kleines Warnlämpchen, sondern es kommt oft gleich die große Störung, der Herzinfarkt oder Schlaganfall.

Therapeutisch werden von der Schulmedizin sog. Beta-Rezeptoren-Blocker eingesetzt, die die Aktivität des überhöhten Sympathikusanteils des vegetativen Nervensystems bremsen; Nebenwirkung ist Yin-Müdigkeit. Die sinnvollere, aber im praktischen Alltag eben schwierigere Therapie ist das ganzheitliche „Streß-Management" mit den *seelischen* und *geistigen* Möglichkeiten, wie in Kapitel 10.1 beschrieben, zusammen mit individuell ausreichender körperlicher Bewegung.

10.3 Koronare Herzkrankheit und Herzinfarkt

Das Herz ist das Symbol der Liebe. Es liegt in der Mitte des Menschen, leicht nach links zur Yin-Seite hin, es ist das mittlere der sieben Chakren (Energiezentren).

Den Herzinfarkt kann man als Symbol des gebrochenen Herzen sehen; brechen tut es, wenn es hart geworden ist. Die materiell-körperliche Ebene des Hartwerdens betrifft die Herzkranzgefäße im Sinne der Arteriosklerose. Ein „Kranz" (lateinisch = korona) ist das Symbol des Kreises, des Mandalas, das Tao. Wenn Yin und Yang, das Weibliche und das Männliche, nicht mehr flexibel, achtsam und tolerant miteinander ein Gleichgewicht finden, gibt es Verhärtung, Arteriosklerose. Die Risikofaktoren sind im vorigen Abschnitt über das metabolische Syndrom beschrieben.

Auf der *körper*lichen Ebene entwickelt sich die Arteriosklerose langsam, in der Regel über viele Jahre. Aus Sicht der Naturheilkunde kann dabei die „Verschlackung" der Arterieninnenwand durch Zucker-Eiweiß-Verbindungen bei Über- und Fehlernährung eine wichtige Rolle spielen, die durch die Entschlackung (siehe 7.1) des Fastens möglicherweise reversibel ist. Außerdem spielt die Ablagerung und Oxidation von LDL-Cholesterin in der Gefäßwand eine Rolle bei der Entwicklung von Wandverdickung und -verkalkung.

Die Arteriosklerose kann sich prinzipiell in allen Organen manifestieren, tut es aber bezeichnenderweise am häufigsten in den Herzkranzgefäßen. Jeder zweite Mensch in der westlichen Welt stirbt an den Folgen der Arteriosklerose, davon 70 % am Herzinfarkt oder sonstigen Folgen der Koronarsklerose, 20 % an Schlaganfall, der Sklerose der Hirnarterien, und 10 % an sonstigen Manifestationen der Arteriosklerose in Darm, Nieren, Beinen und anderen Teilen des Körpers.

In den Arterien wird das sauerstoffreiche Blut aus den Lungen vom Herzen zu den Organen hingepumpt. Als Infarkt wird in der Medizin jeder Verschluß einer Arterie durch ein Blutgerinnsel (= Thrombus) bezeichnet. (Zum besseren Verständnis: Von den Venen wird dann das sauerstoffarme, kohlendyoxidreiche Blut von den Organen zurück zum Herzen und in die Lungen gepumpt. Ein Gerinnsel in einer Vene wird Thrombose genannt; dies geschieht bei Aktivierung des Gerinnungssystems durch große Wunden, wie bei Unfall oder Operation. Bei tiefliegender Thrombose kann es durch Abschwemmen von Thrombusmaterial in die Lungen zu einer Lungenembolie kommen, die bei größerem Ausmaß tödlich verlaufen kann.) Ein Infarkt führt also zum akuten Sauerstoffmangel in dem arterienabhängigen Gebiet, was akute Schmerzen durch eine Übersäuerung hervorruft und nach relativ kurzer Zeit zum Absterben des Gewebes führt.

Ein Viertel aller Patienten mit frischem Herzinfarkt stirbt innerhalb der ersten Stunde, mit oder ohne medizinische Hilfe. Nach der ersten Stunde spielt es eine Rolle, wie schnell nach dem akuten Ereignis der Patient in die Klinik kommt; dort kann nämlich mit einer sog. Lysetherapie versucht werden, das frische Gerinnsel, den Thrombus in der Koronararterie, wieder aufzulösen, was um so häufiger gelingt, je früher diese Therapie beginnt. Deswegen sollten Menschen mit Verdacht auf Herzinfarkt so schnell wie möglich in die Klinik.

Der Verdacht besteht, wenn bei entsprechender Vorgeschichte mit den entsprechenden Risikofaktoren plötzlich ein sehr starker sog. Vernichtungsschmerz im Brustkorb auftritt, in ca. zwei Drittel der Fälle linksseitig mit Ausstrahlung in den linken Arm, in einem Drittel auch im Rücken, im Oberbauch oder im Halsbereich.

Selten gibt es auch Herzinfarkte ohne koronarsklerotische Gefäßveränderungen in der anschließenden Koronarographie. Hierbei nimmt man einen Arterienspasmus, eine Verkrampfung der Koronararterie, als Ursache des Gefäßverschlusses an. Interessant ist in diesem Zusammenhang, daß die Koronararterien sich bezüglich des vegetativen Nervensystems anders verhalten als die übrigen Arterien. Während im Dysstreß sich die Körperarterien verengen, kommt es bei den Koronararterien zu einer Erweiterung für die Mehrdurchblutung des Herzmuskels, die bezeichnenderweise in der Ruhephase des Herzens, in der sog. Diastole, stattfindet. In der Ruhephase nach dem Dysstreß werden die Koronararterien dann enger; in dieser Phase kann es zum Infarktgeschehen kommen, also in der „Ruhe nach dem Sturm", deswegen häufig nachts, am Wochenende oder im Urlaub, wenn nach der beruflichen Anspannung dann Partnerschaft und Liebe (nicht nur die körperliche) wieder mit ins Spiel kommen.

Das Überleben des Herzinfarktes hängt, außer vom eventuellen Erfolg der Lysetherapie, von der Infarktgröße und von komplizierenden Herzrhythmusstörungen ab, die im Randbereich des Infarktes auftreten, wo die Zellen noch ums Überleben kämpfen und dabei elektrisch instabil sind.

Diagnostisch macht man bei der Suche nach einer Koronarsklerose ein sog. Belastungs- oder Ergometer-Elektrokardiogramm (EKG). Das einfache Ruhe-EKG zeigt meistens nichts, weil im Ruhezustand die Sauerstoffversorgung des Herzmuskels noch ausreicht, selbst wenn die Koronararterie bereits zu 80 % verengt ist; soviel Reservespielraum hat die Natur bei diesem lebenswichtigen Organ. Typischerweise treten Beschwerden durch Koronarsklerose bei körperlicher Anstrengung auf und werden dann „Angina pectoris" genannt, zu Deutsch „Enge der Brust" (Brustkorbschmerzen, die mehr in Ruhe und im Liegen auftreten, sind meist von Muskelverspannungen und Nervenreizungen im Brustwirbelsäulenbereich mit Ausstrahlung nach vorne bedingt). Bei echter Angina pectoris zeigen sich im Fahrradergometer-EKG auf dem Höhepunkt der körperlichen Anstrengung eventuell Sauerstoffmangelzeichen an bestimmten Veränderungen des EKG-Kurvenverlaufes. Ist die EKG-Kurve aus bestimmten Gründen (sog. Schenkelblock) diagnostisch nicht verwertbar, kann man auch eine sog. Myocardszintigraphie machen, bei der sich Sauerstoffmangelgebiete des Herzmuskels durch Farbunterschiede darstellen lassen.

Der nächste Schritt der diagnostischen Abklärung ist dann die Koronarographie, bei der ein schlauchförmiger Katheter von der Einstichstelle einer Arterie in Ellenbeuge oder Leiste unter Röntgensicht zum Herzen vorgeschoben wird. Dort werden dann die Abgänge der Koronararterien aus der Hauptschlagader selektiv einzeln sondiert und mit Kontrastmittel dargestellt und auf einem Film festgehalten, heute meist als Video, damit man ihn auch zu Hause den Verwandten und Freunden zeigen kann.

Sollten sich angiographisch Koronarstenosen, also Verengungen, zeigen, hat die sehr kreative Apparate-Medizin in den letzten Jahren fantastische Möglichkeiten entwickelt, damit umzugehen. Bereits seit den 60er Jahren hält sich die sog. Bypass-Chirurgie, die mit einem Stück oberflächlicher Vene vom Bein eine Umgehung (Bypass) herstellt, die direkt von der Hauptschlagader, der Aorta, um die verengte Stelle herum das Blut zu der betreffenden Kranzarterie jenseits der Verengung führt. Dies ist eine klassische Symptombeseitigungsmaßnahme. Durch sie können die Beschwerden weitgehend beseitigt werden, aber die Ursache besteht fort, und entsprechend wird das Leben trotz des hohen Aufwandes nicht verlängert, da es meistens zu Rückfällen kommt, teilweise sogar im Bypass-Gefäß selbst.

Seit ca. 15 Jahren gibt es eine weitere, symptomatische Therapie mit der sog. Ballondilatation, bei der direkt nach der Koronarographie in gleicher Sitzung die verengte Stelle, soweit sie für den Katheter noch durchgängig ist, mit einem Ballon mit mehreren Atü Druck aufge„sprengt" wird. Da es auch danach oft Rezidive, Rückfälle, gibt, schwemmt man nun seit ca. 5 Jahren in die aufgeweitete Stelle ein Metallröhrchen, um ein Wiederverschließen zu verhindern. Wirklich großartige technische und handwerkliche Leistungen! Sie sind natürlich nicht billig – und rein symptomatisch, genau wie die medikamentöse Therapie mit diversen sog. antianginösen Medikamenten. Sowohl in der Primär-(Verhinderung eines Infarktes) als auch in der Sekundär-(Verhinderung eines Infarkt-Rezidivs) Prophylaxe gibt man übrigens das jahrzehntealte Aspirin, chemisch Acetylsalicylsäure, abgekürzt ASS, von dem man herausgefunden hat, daß es die Neigung der Gerinnungsplättchen (Thrombozyten) zur Gerinnselbildung im arteriellen Bereich senkt (im venösen Bereich klappt das nicht so gut, weil dort die Strömungsgeschwindigkeit langsamer ist).

Eine kausale, also an den Ursachen ansetzende Therapie, die auch lebensverlängernd wirkt, ist seit Jahren bekannt, aber die Umsetzung schwierig. Es ist die Veränderung der Lebensweise, mit dem Ziel des Abbaus der bekannten Risikofaktoren. Als wichtigen und offenbar noch am ehesten optimierbaren Risikofaktor hat man schon frühzeitig die körperliche Bewegung erkannt und in das Behandlungskonzept integriert. Seit vielen Jahren wird in der Klinik die Frühmobilisation nach Herzinfarkt praktiziert, und nach der Entlassung werden die Patienten am Wohnort in sog. Koronarsportgruppen geschickt, die auch recht gute Erfolge haben. Man geht davon aus, daß der Sport die Ausbildung von sog. Kolateralen fördert, das sind kleinere, arterielle Gefäße in den oberflächlichen Schichten des Herzmuskels, die sich mit zunehmendem Training erweitern und die Funktion eines Bypass übernehmen lernen. Das funktioniert gut und würde eigentlich die aufwendigen und teuren symptomatischen Maßnahmen überflüssig machen können ..., wenn nicht der Mensch so träge wäre in der Veränderung seiner Gewohnheiten, bei seinem seelisch-geistigen Wachstumsprozeß.

Zusätzlich zu dieser gut funktionierenden Kolateralen-Therapie brachte 1990 ein junger Kardiologe aus San Francisco namens Dean Ornish den überzeugenden Beweis für den Erfolg eines ganzheitlichen Therapiekonzeptes. Er hatte sich schon während seines Studiums mit Yoga und Psychotherapie beschäftigt und erprobte eine therapeutische Strategie bei einer Gruppe von Patienten mit fortgeschrittener Koronarsklerose mit folgendem Therapieregime:

– Fettarme, vegetarische Diät mit 10 % Fett mit hohem Anteil an ungesättigten Fettsäuren, 15–20 % Eiweiß und 70–75 % vorzugsweise komplexe Kohlenhydrate.

– Mindestens 3 Stunden pro Woche und mindestens 30 Minuten pro Einheit sportliches Training bei der individuell möglichst hohen Pulsfrequenz, die im Belastungs-EKG getestet und verlaufskontrolliert wurde.

– Täglich mindestens 1 Stunde Streß-Management-Training mit Dehnungs- und Atemübungen, Entspannungs- und Imaginationsübungen mit Hilfe von Tonkassetten und Meditation. Zweimal wöchentlich fanden psychotherapeutische Gruppensitzungen statt über Motivation, Kommunikationsfähigkeit im Alltag und über die individuellen Gefühlserlebnisse am Arbeitsplatz und im privaten Bereich.

Mittels einer neuentwickelten, quantitativen Messung verglich Ornish die Summe der Koronarstenosen vor und nach einem Jahr der genannten Therapie bei einer experimentellen Gruppe mit einer Kontrollgruppe, die über den gleichen Zeitraum die konventionelle, symptomatische Therapie erhielt.

Die Ergebnisse waren eindrucksvoll: Die experimentelle Gruppe zeigte bei 82 % der Patienten eine Verbesserung der Koronarstenosen, 14 % blieben gleich, 4 % mit ungenügender Teilnahmemotivation verschlechterten sich. In der Kontrollgruppe dagegen wurden zwar auch 44 % besser, 3 % blieben gleich, aber 53 % verschlechterten sich, d. h. jeder 2.! Natürlich verbesserten sich in der experimentellen Gruppe auch die Beschwerden relativ rasch, so daß Medikamente zunehmend reduziert und abgesetzt werden konnten.

Was das Experiment erstmals gezeigt hat, ist die Tatsache, daß Arteriosklerose mit einer ganzheitlichen Therapiestrategie reversibel, also rückbildungsfähig ist, d. h. abgelagertes LDL-Cholesterin kann durch Erniedrigung des LDL-Blutspiegels durch Entspannung und durch Erhöhung des HDL-Blutspiegels durch Sport wieder in Lösung gebracht werden. Ganzheitsmedizin funktioniert! Die Kosten sind wahrscheinlich vergleichbar mit denen der langfristig erfolglosen Symptommedizin. Das ganzheitsmedizinische Therapiekonzept erfordert eine kontinuierliche, personalaufwendige, psychosomatische Begleitung und Betreuung. In dieses ganzheitliche Konzept könnte das regelmäßige Heilfasten, präventiv und therapeutisch, hervorragend integriert werden.

Die Tragik und Problematik dieser offensichtlich und erwiesenermaßen erfolgreichen Therapiestrategie zeigt sich aber in der Tatsache, daß am Beginn der Studie 94 PatientInnen die Eingangskriterien erfüllten und in zwei Gruppen eingeteilt wurden, aber nur 48 von ihnen schließlich zum Mitmachen bereit waren. Die Hälfte glaubte also an die Hilfe von außen und delegierte dorthin die Verantwortung, die sie eigentlich selbst übernehmen muß, mit den geschilderten Konsequenzen.

Im *seelisch-geistigen* Bereich geht es beim Herzen eben um die Liebe im weitesten Sinne. In den 70er Jahren haben Rosenman und Friedman in den USA die sog. Typ A-Persönlichkeit beschrieben und gemeint, sie sei besonders prädisponiert für die Entwicklung von Koronarsklerose und Herzinfarkt. Ihr Persönlichkeitsprofil zeigt geistige und physische Beweglichkeit, hastige Lebensweise; sie sind angespannt und pedantisch-perfektionistisch-zwanghaft, ungeduldig-impulsiv, mit aggressivem Temperament und zeigen ausgeprägtes Erfolgsstreben. Nach diesen Typ A-Persönlichkeitsmerkmalen hat man damals den Herzinfarkt eine Manager-Krankheit genannt, man könnte auch Yang-Krankheit sagen.

Weitere psychologische und soziologische Beobachtungen haben aber diese Verbindung Typ A und Herzinfarkt dahingehend differenziert, daß die Entwicklung eines Herzinfarktes verhindert werden kann, wenn ein Faktor hinzukommt, nämlich Anerkennung und Liebe, was in der anglo-amerikanischen Literatur „Social Support" genannt wird, soziale Unterstützung, ein Eingebundensein in ein psycho-soziales Umfeld mit Anerkennung, Vertrauen, Toleranz, Harmonie und Liebe. Dabei ist der private Bereich offenbar wichtiger als der berufliche. 70 % von Patienten mit einem frisch überstandenen Herzinfarkt auf der Intensivstation gaben an, seit einem halben Jahr vor dem Infarktereignis Probleme in ihrer Partnerschaft gehabt zu haben.

Die Liebe ist eben die Kunst des Gleichgewichtes von Geben und Nehmen, von aktiv und passiv, von Yang und Yin, symbolisiert durch das Herz als rhythmische Pumpe des Blutes, mit dem auch das Chi, die Lebensenergie, transportiert wird. Das Symbol des Herzens vereint auf der *seelischen* Ebene die zwei Rundungen einer harmonisch-toleranten Liebesbeziehung von einem Ich und einem Du zu einer Spitze, zu einer Einheit.

Auf der *geisti*gen Ebene tritt das Nehmen im Sinne von Begierde und Anhaften des Ego eher zurück in dem Bemühen um Verzeihen und Vergeben und liebendes Mitgefühl in Richtung auf das Bodhisattva-Bewußtsein (siehe Seite 19).

10.4 Das Abwehr- (Immun-)System

Das Immunsystem ist die Summe aller regelkreisartig vernetzten Funktionen des Organismus mit der Aufgabe, das Individuum gegen potentielle Krankheitserreger von außen (Bakterien, Viren und ähnliches) oder krankmachend veränderte Zellen (z. B. Krebszellen) oder Zellbestandteile im Innern zu schützen bzw. diese abzuwehren, wo sie im Körper vorkommen.

Früher nahm man an, daß eine Gesundheitsgefährdung ausschließlich durch Erreger von außen kam, und hat deswegen im Deutschen das Wort „Abwehrsystem" benutzt. Heute wissen wir, daß auch im Innern des Organismus z. B. Krebszellen entstehen können, indem nicht Erreger, sondern diverse Umweltgifte oder schädliche Strahlung von außen einwirken und die Zellen verändern. Es ist bekannt, daß auch sozusagen spontan (die Wissenschaft nennt das „zufällig", ganzheitlich würden wir eher „karmisch" sagen) im Innern bösartige Zellveränderungen auftreten können, z. B. als Fehler bei der Zellteilung. Man geht heute davon aus, daß jeder erwachsene Mensch zu jeder Zeit mehrere hundert Krebszellen in sich trägt, die bei intaktem Immunsystem (lateinisch „immunis" = unversehrt, befreit von) von diesem unschädlich gemacht werden.

Innerhalb des Immunsystems unterscheiden wir auf der *körper*lichen Ebene zwei unspezifische und zwei spezifische Anteile:

Der *unspezifischen Abwehr* gegen außen dient 1. *die äußere Haut*, wenn sie verletzt ist, können Erreger oder

Schadstoffe eindringen, und 2. *die innere Haut*, das sind die Schleimhäute der Verdauungs- und Atmungsorgane und andere. Beide, Haut und Schleimhäute, sind von Bakterien besiedelt, die mit dem menschlichen Organismus eine sog. Symbiose, eine Lebensgemeinschaft zum gegenseitigen Nutzen, eingehen. Dieses Gleichgewicht wird z. B. durch zuviel desinfizierende Seifen oder durch Antibiotika gestört; bei Störungen der bakteriellen Besiedlung können sich Pilze vermehren und ausbreiten.

Die äußere Oberfläche der Haut beträgt ca. 2 m², die innere Oberfläche der Schleimhaut der Atmungsorgane ca. 100 m², die der Verdauungsorgane ca. 200 m². Während die äußere Haut durch Verhornung schützt, sind in den Schleimhäuten eine Vielzahl von Immunzellen enthalten, die wie militärische Vorposten den Feind beobachten und melden. Die Gesamtheit dieser Immunzellen wird „Mukosa-assoziiertes Immunsystem" genannt und macht mit seiner großen Fläche etwa 3/4 des gesamten Immunsystems aus.

Ein großer und wichtiger Teil davon befindet sich im Nasen-Rachen-Raum, wo die meisten Erreger von außen über sog. Tröpfcheninfektion beim Einatmen oder sog. Schmierinfektion über den Mund in den Körper eintreten. Hierzu gehören z. B. auch die Mandeln, und hier setzt die Wirkung der Röder-Therapie, der Hilfsmethode des Buchinger-Heilfastens, an (siehe Seite 84).

Ein weiterer Teil des unspezifischen Immunsystems sind die sog. *Granulozyten*, Granula, also körnchenbildende Zellen. Sie werden im Knochenmark gebildet und schwimmen in der Blutbahn, können diese bei Bedarf verlassen und sich auf einen „Feind" zubewegen und ihn regelrecht auffressen und verdauen. Bei diesem Prozeß entsteht im Fall von Bakterien dann Eiter, der den Körper immer nach außen verlassen muß, weil er sonst zunimmt.

Der *spezifische* Teil des *Immunsystems* besteht aus zwei Gruppen von sog. Lymphozyten, also Lymphzellen, die zusammen mit den Granulozyten die Gesamtheit der Leukozyten, der weißen Blutzellen, darstellen. Die Leukozyten werden wie alle Blutzellen im Knochenmark gebildet. Die Lymphozyten leben hauptsächlich in den Lymphknoten, kommen aber überall im Bindegewebe, dem Zwischenzellgewebe, vor. Innerhalb der Lymphozyten unterscheiden wir die B-Lymphozyten und die T-Lymphozyten. Die *B-Lymphozyten* wandern durch das „Trainingslager" des Blinddarms und anderer im Darm befindlicher Lymphorgane und differenzieren sich zu sog. Plasmazellen. Diese wiederum bilden die *Antikörper*, die *Immunglobuline* genannt werden und von denen fünf verschiedene Typen unterschieden werden. Diese Immunglobuline werden hochspezifisch gegen jedes einzelne der vielen verschiedenen Antigene gebildet, meist schon in der Kindheit im Rahmen der deshalb so genannten „Kinderkrankheiten".

In den ersten Monaten des Lebens hat der Säugling noch einen Immunschutz durch die Antikörper der Mutter, die er teilweise auch über die Muttermilch aufnimmt (körperliche Bedeutung des Stillens, das außerdem natürlich noch eine wichtige, psychische Bedeutung hat!). Mit der Geburt „lernt" das Immunsystem auf wundersame Weise, körpereigenes Zelleiweiß von körperfremdem zu unterscheiden. Die fremden Eiweiße wirken als Antigen und müssen abgewehrt und unschädlich gemacht werden. So können beim ersten Kontakt des Kleinkindes mit z. B. Masernviren sich die Viren anfangs ungehindert im Organismus vermehren und die Symptome der Masernerkrankung bewirken. Relativ rasch werden dann aber gegen das Masern-Antigen ganz spezifische Masern-Antikörper gebildet, und die Krankheit klingt ab und heilt aus. Hochinteressant und wieder wunderbar ist nun, daß diese spezifischen Masern-Antikörper lebenslang in geringen Mengen im Blut nachweisbar bleiben und eine lebenslange Immunität gegen Masern besteht. Bei jedem neuen Masernviruskontakt veranlassen sog. Gedächtniszellen des Immunsystems sofort wieder eine massive Antikörperproduktion und verhindern so den Ausbruch einer erneuten Erkrankung; das bedeutet Immunität. Der Mensch macht also jede Viruserkrankung nur einmal durch, bei weiteren Infektionen mit demselben Virus kommt es nicht zu einer erneuten Erkrankung. Daß man dennoch mehrfach einen grippeartigen Virusinfekt haben kann, liegt daran, daß es mehrere hundert verschiedene entsprechende Viren gibt.

Will man schon einer ersten Erkrankung vorbeugen oder ihren Verlauf abschwächen, versucht man durch eine *aktive Immunisierung oder Impfung* mit einem harmlosen Verwandten des Erregers (z. B. bei Pocken) oder mit abgeschwächten oder abgetöteten Erregern (z. B. Tetanus) die Antikörperproduktion anzuregen; dies muß in der Regel mehrmals wiederholt werden. Bei einer *passiven Immunisierung* wird als Impfstoff das Serum von Tieren verwendet, die bereits Antikörper gegen den Erreger gebildet haben (z. B. Diphtherie).

Eine Antigenwirkung kann nicht nur von fremden Erregern ausgehen, sondern auch von Stoffen, die eingeatmet (z. B. Pollen) oder gegessen (z. B. Erdbeeren) werden. Hier kann dann eine Bildung von Antikörpern der IgE-Klasse zu einer *Allergie*-Reaktion führen, die mal schwächer, mal stärker sein kann.

Die zweite Klasse der Lymphozyten sind die *T-Lymphozyten*. Sie wandern durch das „Trainingslager" des Thymusorgans, das hinter dem Brustbein liegt und beim Erwachsenen kaum noch nachweisbar ist. Die T-Lymphozyten differenzieren sich zu verschiedenen Zellklassen, die bekanntesten sind die sog. T4- oder T-Helferzellen, die eine Immunreaktion anregen, und die T8- oder Suppressorzellen, die bremsend wirken; außerdem gibt es die Monozyten und die sog. Makrophagen, auch NK-(Natural Killer-)Zellen genannt, die in der Lage sind, sog. Antigen-Antikörper-Komplexe für entsprechend „zubereitete" Erreger oder auch Krebszellen aufzufressen und zu verdauen – wie die oben erwähnten Granulozyten.

Bei allen Infektionskrankheiten ist beim Erstkontakt auch eine sog. stille Feiung möglich; das bedeutet, daß der Organismus zwar infiziert ist, aber mit einer schnellen, effektiven Immunreaktion Krankheitssymptome nicht in Erscheinung treten läßt. Schon lange weiß man auch aus klinischer Erfahrung, daß bei symptomatischen Infektionskrankheiten individuell ganz unterschiedliche Verläufe möglich sind; ein Kind hat z. B. bei einer Maserninfektion nur ganz schwach ausgebildete Symptome und fühlt sich kaum oder nur wenige Tage krank, ein anderes kann bei dem gleichen Erreger ein schweres Krankheitsbild zeigen und eventuell an einer komplizierenden Masern-Enzephalitis (Gehirnentzündung) sterben. Genauso gibt es sehr unterschiedlich starke und lange Verläufe bei grippalen Virusinfekten oder z. B. bei einer Hepatitis B-Infektion, die in 5 % aller Fälle auch chronisch über Jahre und Jahrzehnte „schwelen" kann. Es gibt auch chronisch-entzündliche Erkrankungen wie die rheumatoide Arthritis, die Multiple Sklerose oder die chronisch-entzündlichen Darmerkrankungen wie Morbus Crohn und Colitis Ulcerosa, bei denen bisher kein Krankheitserreger von außen bekannt ist, die durch ihren jahrzehntelang chronischen teils schleichenden, teils schubartigen Verlauf anzeigen, daß das Immunsystem in seiner Funktion gestört und geschwächt ist. Man findet bei diesen Erkrankungen teilweise pathologische Antikörper, die aus unbekannten Gründen gegen körpereigene, gesunde Strukturen gerichtet sind, diese befallen und eine Entzündungsreaktion verursachen. Auch allergische Erkrankungen wie z. B. eine Neurodermitis (Milchschorf), ein allergisches Asthma oder „einfacher" Heuschnupfen können über Jahrzehnte chronisch-schleichend oder schubweise verlaufen als Ausdruck einer gestörten Immunfunktion.

Bei diesen chronisch-entzündlichen und chronisch-allergischen Erkrankungen hat das Heilfasten auf der körperlichen Ebene heilsame Möglichkeiten, einerseits im Rahmen der Entgiftung und Entschlackung (siehe Kapitel 7.1) und andererseits durch die Entlastungs- und Ruhepause für das oben erwähnte mukosa-assoziierte Immunsystem, das während der Fastenzeit regenerieren kann.

Die Schulmedizin gibt als symptomatisches Mittel gegen starke Immunentzündungsreaktionen das Nebennierenrindenhormon Cortison, das in hoher Konzentration die Immunzellen hemmt. Bei dem Stichwort „Cortison" erinnern wir uns nun an das in Kapitel 10.1 Gesagte über die beiden Streßachsen. Cortison wird aktiviert bei der passiven, introverten Streßachse bei Verzweiflung und Depression.

Hier zeigt sich der *seelische* Bereich, die Psycho-Somatik des Immunsystems. Die verschiedenen genannten Zellen des Immunsystems, die sich zu ca. 85 % in den Lymphorganen aufhalten, haben zwar jeweils eine ganz spezifische Funktion, sind aber alle sehr subtil und fein aufeinander abgestimmt, indem sie sich ständig mit Hilfe der bereits erwähnten Immunpeptide miteinander „unterhalten". Diese sind teilweise chemisch identisch mit sog. Gewebshormonen und sog. Neurotransmittern. In ihrer Gesamtheit werden sie Peptidhormone genannt, also hormonartige Botenstoffe, die von den Zellen je nach Botschaft in unterschiedlichen Mengen gebildet und über Rezeptoren empfangen werden. Die Botenstoffe im Immunsystem werden „Zytokine" genannt, dazu gehören z. B. die verschiedenen Interleukine und Interferone, die erst in den 70er und 80er Jahren ansatzweise entdeckt wurden; bis heute sind davon etwa hundert beschrieben, man hält aber mehrere Tausend für möglich. Eine sehr hohe Konzentration von Rezeptoren für derartige Immunpeptide fand man – wie schon erwähnt – im Gehirn im Bereich des limbischen Systems, dem „Sitz der Gefühle", also der Psyche. Hier haben wir den naturwissenschaftlichen Nachweis für die Peptidhormon-Kommunikation zwischen Gehirn, Psyche, Körper und Immunsystem; dies wird seit 1977 „Psychoneuro-Immunologie" genannt.

Im psychischen Bereich liegen nun die entscheidenden therapeutischen Möglichkeiten für die Verlaufsbeeinflussung von chronischen Funktionsstörungen des Immunsystems. Von Infektionen mit den HIV- oder AIDS-Viren (inzwischen kennt man zwei verschiedene, vielleicht gibt es noch mehr?) wissen wir, daß manche Infizierte relativ rasch eine AIDS-Erkrankung entwickeln und an den Folgen der Immunschwäche sterben (die Viren befallen die T4-Helferzellen und „lähmen" dadurch die Immunantwort); andererseits gibt es Menschen, die seit 12 Jahren nachweislich HIV-positiv sind und bis heute keine AIDS-Symptome haben. Man nennt sie die „Long-term-surviver", die Langzeit-Überleber, und fängt gerade erst an zu untersuchen, welches Geheimnis ihnen ein so starkes Immunsystem beschert.

Bei Krebspatienten sind ebenfalls schon lange individuell sehr unterschiedliche Verläufe bei gleicher Krebsart bekannt. So gab es bereits vor 100 Jahren (1893) eine Untersuchung von H. Snow vom London Cancer Hospital an 250 Patientinnen mit Mamma- und Uterus-Karzinom, an deren Ende er feststellt: „Von allen Ursachen der Krebsentwicklung erweisen sich neurotische Agentien als die mächtigsten: Seelischer Schmerz, Erschöpfung und Entbehrung". 1926 veröffentlichte

Elida Evans, eine Psychologin der Jungschen Schule, ihr Buch „A psychological study of cancer" (Eine psychologische Studie über Krebs). Bei 100 Krebspatienten fand sie heraus, daß viele von ihnen vor Ausbruch der Krankheit einen Menschen verloren hatten, mit dem sie eine tiefe, für sie bedeutsame emotionale Beziehung eingegangen waren.

Lawrence LeShan studierte die Lebens- und Leidensgeschichte von über 500 Krebspatienten und beschrieb 1977 vier typische Komponenten:

1. Die Jugend des Patienten ist durch Gefühle der Isolierung, des Sich-vernachlässigt-Fühlens und der Verzweiflung gekennzeichnet.

2. In seinen frühen Erwachsenenjahren gelingt es dem Patienten, eine starke, bedeutungsvolle Beziehung zu einer Person einzugehen oder er findet eine große Erfüllung in seinem Beruf. In diese Bindung bzw. Rolle steckt er eine gewaltige Menge an Energie. Sie wird zum Mittelpunkt seines Lebens.

3. Dann nimmt diese Beziehung oder Rolle plötzlich ein Ende. Die Folge ist tiefe Verzweiflung, die er aus seiner Kindheit bereits kennt.

4. Eines der grundlegenden Merkmale dieser Patienten ist, daß sie ihre Verzweiflung in sich „hineinfressen". Sie sind außerstande, sich anderen Menschen darüber mitzuteilen. In ihrer tiefen Verzweiflung (60 von 71 Krebspatienten im Vergleich zu 3 von 88 Patienten einer gesunden Kontrollgruppe) werten sie sich selbst ab und haben keinerlei Hoffnung, aus eigener Kraft das Problem lösen zu können. Sie geben ihr Ich ganz auf. Nach außen vermeiden sie Konflikte und sind – wie früher auch – freundlich-angepaßt und oft auch sehr hilfsbereit, um wenigstens darüber ein wenig Zuwendung zu erhalten. Ein typischer Satz ist: „Ich mußte immer nur geben, nie bekam ich etwas zurück." In einem Scheinfrieden von Verzweiflung warten sie auf den Tod, sind gewissermaßen bereits tot.

Sehr interessant ist in diesem Zusammenhang die von Walter Weber in seinem Buch „Hoffnung bei Krebs" entwickelte Analogie: Der Krebspatient fühlt sich „allein"-gelassen, ist unfähig zur Kommunikation, zu einem Austausch mit anderen. Entsprechend reduziert und verliert die Krebszelle die Kommunikation mit den übrigen Körper- und auch den Immunzellen; sie verhält sich wie ein Einzeller, sieht nur noch sich selbst, nimmt keine Rücksicht auf die anderen und das Ganze und wird bösartig. Dieses Einzeller-Verhalten mit hemmungsloser, unkontrollierter Vermehrung und sauerstoffloser Energieversorgung (wie bei den Krebszellen) ist eine Regression (Zurückgehen) auf eine Entwicklungsstufe, wie sie vor ca. 3 Milliarden Jahren auf der Erde vorherrschte. Erst vor ca. 750 Millionen Jahren begannen die aggressiven Einzeller, sich allmählich zu sozialen Verbänden von Mehrzellern zusammenzuschließen.

Diese Psychosomatik des Krebses mit den Gefühlen des Allein-gelassen-Seins, Verlust der Ein-Heit durch Ver-Zweiflung und entsprechender Hoffnungslosigkeit wurde inzwischen von vielen anderen Untersuchern bestätigt. Entsprechend entwickelt sich seit Anfang der 80er Jahre langsam eine sog. Psycho-Onkologie, d. h. Psychotherapie bei Krebs. Einer der ersten und bekanntesten ist O. Carl Simonton. Zusammen mit Jeanne Achterberg hat er die heilende Kraft der positiven Gedanken von Hoffnung und Zuversicht betont, verbunden mit inneren Bildern im Sinne von Imagination und Visualisierung, z. B. wie das starke Heer der Immunzellen die schwachen Krebszellen siegreich bekämpft.

Alle neueren Autoren der Psycho-Onkologie knüpfen an die Beobachtungen von LeShan an und rufen die Betroffenen auf, aus ihrer ein-samen Ver-Zwei-flung herauszukommen, mit positiven Gedanken im Hier und Jetzt Hoffnung zu schöpfen und die *Ver-Antwort-ung* für ihr Leben zu übernehmen; nach dem Karma-Gesetz ist jeder Mensch ver-antwortlich für das, was er ist und was er sein wird!

Dazu gehört, sich ausgiebig und weitreichend Informationen zu verschaffen und dann den „Inneren Arzt" entscheiden zu lassen, und zwar auch über die Möglichkeiten der alternativen Krebsbehandlung angesichts der Tatsache, daß die Schulmedizin diesbezüglich auf der Stelle tritt.

Ein ganzheitliches Therapiekonzept beinhaltet neben der Stärkung der inneren, psychischen Heilungskräfte und eventuell einer Mistel- oder Thymus-Therapie oder ähnlichem in jedem Fall auch die tägliche, körperliche Bewegung (mehr Sauerstoff für das Immunsystem und gegen den Krebs) und eine vitalstoffreiche Vollwerternährung (siehe Kapitel 12). Als wichtige Hilfe gegen das Alleinsein haben sich Selbsthilfegruppen gezeigt, die Bernie Siegel „ECaP" nennt, kurz für „Exceptional Cancer Patients", außergewöhnliche Krebspatienten, solche, die nicht kapitulieren angesichts der Diagnose, sondern kämpfen wollen. Dieser Kampfgeist (Fighting Spirit), verbunden mit positiven Gedanken und einer großen Portion Humor und Lachen, bewirkt nach übereinstimmenden Beobachtungen eine deutliche Minderung der Beschwerden und eine Lebensverlängerung, teilweise sogar Heilung, nicht nur, aber eben auch bei Krebskranken.

Es ist mir sehr wichtig zu betonen, daß die Gesamtheit aller dieser Maßnahmen, die bei Patienten mit Krebs helfen, weil sie das Immunsystem stärken, diesen Effekt natürlich auch haben bei Menschen mit anderen Formen der chronischen Immunschwäche wie bei den oben genannten chronisch-entzündlichen Erkrankungen und bei HIV-Infizierten.

Es gibt also inzwischen den klaren und mehrfach bestätigten Beweis, daß die Kräfte der Seele und des mentalen Geistes (positive Gedanken von Hoffnung und Zuversicht) auf den Körper und dessen Immunsystem heilsam wirken.

Diese hilfreichen Möglichkeiten können und sollen nun noch verstärkt und ergänzt werden durch die Kraft des spirituellen *Geistes*, wie ich sie in der Einleitung zum Thema der Ganzheitsmedizin dargestellt habe. Gefühle des Allein-Seins und der Hoffnungslosigkeit können grundlegend überwunden werden in dem Bewußtsein des Eins-Seins mit dem All-Einen, dem Urgrund allen Lebens, dem Göttlichen außerhalb und innerhalb des Menschen. Hier können in Meditation und Gebet auf dem Weg des Bemühens um Erleuchtung Glückserfahrungen gemacht werden, die helfen, die Krankheit anzunehmen, sie sogar als sinnvoll zu erkennen, weil ohne sie diese Erfahrungen nicht möglich geworden wären. Es gibt irgendwann keine Angst mehr vor dem irdischen Tod, dem Verlassen der irdischen Polarität, dem Loslassen des Ich, sondern es wächst die Gewißheit, daß nach dem Transzendieren, dem Hinübergehen, die Ver-Ein-igung mit der großen Ein-Heit, dem All-Einen kommt, deren Erfahrung schon hier und jetzt beginnen kann. Das sind mit Sicherheit die allermächtigsten Heilungskräfte. Wenn sie auch nicht immer den materiellen Körper heilen, so heilen sie doch den *Geist*, der weiterlebt.

11. Wie das Heilfasten beenden? – „Fastenbrechen" und die Aufbautage

Mit dem Fastenbrechen beginnt die Rückkehr aus „der klösterlichen Stille eines rechten Fastens" zurück in den Alltag. Wie wir aus dem nächtlichen Fasten des Schlafes – mit der Regeneration und Begegnung mit unserem Unbewußten in den Träumen – am Morgen zurückkehren in den Alltag, hat sich diese Bezeichnung für diese Umschaltung als morgendliches Fastenbrechen in der englischen und französischen Sprache erhalten: breakfast, déjeuner (wörtlich „ab-fasten") sagt man dort noch für das, was im Deutschen profan „Früh-Stück" heißt. Wie viele morgens gern noch liegenbleiben würden, anstatt in das Alltagswerk zurückzukehren, würden auch viele gern noch weiterfasten. Es ist ein ähnliches Gefühl wie das Verlassen-Müssen des Paradieses. Vielleicht deshalb ist das Ritual des Fastenbrechens das langsame, bewußte Essen eines reifen Apfels.

Paradies ist das Symbol für die Einheit, das Eins-Sein mit dem Göttlichen. Und ein rechtes, ganzheitliches Fasten kann eben an dieses Gefühl heranführen. Dann kommt aber eines Tages die Geschichte mit der Versuchung. Der Mensch möchte doch die Grenzen dieser Einheit überschreiten und seine eigenen Fähigkeiten ausprobieren. Indem er die Frucht, den Apfel, vom Baum der Erkenntnis des Guten und des Bösen ißt, kostet er die Polarität, das Yin und das Yang, die Zwei-Heit, und verläßt damit die Einheit mit dem Tao, dem Göttlichen. Auf seinem Weg über den Planeten der Zweiheit, die Erde, spürt er irgendwann die Sehnsucht nach der Rückkehr in die Einheit, in das Paradies. Der Weg zu diesem Ziel, das gleichzeitig der Anfang war, ist die Vereinigung der Zweiheit in dem Bemühen und Erlernen der Liebe. Je mehr wir sie verwirklichen, um so mehr wächst in uns das Göttliche, nähern wir uns der Wieder-Ver-Ein-igung mit dem All-Einen, dem Uni-Versum, und können den Planeten der Polarität wieder verlassen und ins Paradies zurückkehren.

Schauen wir uns beim Thema „Fastenbrechen" kurz die andere Versuchungsgeschichte an, die Jesus Christus nach seinem Fasten geschehen ist (Matthäus 4). Nach seiner Taufe durch Johannes den Täufer hat er vor Beginn seiner „Öffentlichkeitsarbeit", seinem Weg der Liebe, der über das Kreuz mit dem Loslassen des Ich zu Auferstehung und Himmelfahrt (zurück in die Einheit) führte, zur Vorbereitung auf diesen Weg 40 Tage gefastet. Danach trat der Versucher, der „Teufel" zu ihm, der Schatten, der das Dunkle und das Unbewußte, auch die unbewußten Wünsche des Anhaftens an das Irdische repräsentiert, an das Machen- und Haben-Wollen. Diese Wünsche gehören zum Menschsein während der Inkarnation auf der Erde. Bei jedem Fasten kommen die drei Fragen des Versuchers und prüfen, wie weit das Loslassen- und Geschehenlassen-Können gestärkt ist.

Die erste Versuchung ist: „Wenn du Gottes Sohn bist (und wir sind alle Kinder Gottes), so sprich, daß diese Steine Brot werden", die Versuchung des Hungers nach *materieller* Nahrung. Christus antwortet: „Der Mensch lebt nicht vom Brot allein, sondern von einem jeden Wort, das aus Gottes Mund kommt", und meint damit, daß der Hunger nach *geistiger* Nahrung wichtig ist und gestillt werden soll, und zwar nicht ersatzweise mit „Brot".

Die zweite Versuchung oben auf der Zinne des Tempels ist: „Wenn du Gottes Sohn bist, so stürze dich hinab, denn es heißt in der Schrift: Seinen Engeln befiehlt er, dich auf Händen zu tragen, damit dein Fuß nicht an einen Stein stößt", die Versuchung von Hochmut und Selbstüberschätzung, des Mißbrauchs der göttlichen Kräfte. Christus antwortet: „In der Schrift heißt es auch: Du sollst den Herrn, Deinen Gott, nicht auf die Probe stellen", und meint damit die Demut, die Grenzen zwar ausprobiert, aber auch dankbar akzeptiert.

Die dritte Versuchung auf einem „sehr hohen Berg" im Angesicht aller Reiche der Welt und ihrer Pracht: „Das alles will ich dir geben, wenn Du dich vor mir niederwirfst und mich anbetest", die Versuchung von Macht und Habgier. Christus antwortet: „Weg mit dir, Satan, denn in der Schrift steht: Vor dem

Herrn, deinem Gott, sollst du dich niederwerfen und ihm allein dienen", und meint den geistigen Weg, der Liebe zu dienen. „Darauf ließ der Teufel von ihm ab, und es kamen Engel und dienten ihm." Diese drei Versuchungen begleiten uns durch unser Leben auf dieser Erde und auch durch jede Fastenzeit.

Das Fastenbrechen geschieht also mit dem Essen eines Apfels. Dabei können wir zunächst den Apfel betrachten und über ihn meditieren, indem wir z. B. die Sehnsucht nach Rückkehr in das Paradies spüren und das Bedürfnis, uns zu bemühen, das Paradies durch Liebe ein Stück weit auf Erden zu verwirklichen. Wir können danken für den Apfel, der auch Symbol für Nahrung ist, danken, daß wir nicht hungern müssen, wie Hunderttausende anderer Menschen in dieser Zeit auf dieser Erde, die nicht nur nach Nahrung, auch nach Frieden und Gerechtigkeit hungern. Wir danken für den Apfel, der aus Erde, Luft, Wasser und Sonne gewachsen ist, von lieben Menschen geerntet und zu uns gebracht ist, so daß wir ihn essen können, damit sich die Kraft dieser vier Elemente in uns in Kraft und Licht verwandeln möge.

Dann können wir entweder herzhaft und dankbar hineinbeißen oder noch ein kleines Ritual feiern:

Wir schneiden den Apfel in zwei Hälften und denken einen Moment an die Dualität von Yin und Yang auf dieser Erde.

Dann schneiden wir beide Hälften wieder in je zwei Hälften und haben die Vier, die Zahl der Erde mit den vier (Himmels-)Richtungen, den vier Dimensionen (Länge, Breite, Höhe und Zeit) und den vier symbolischen Elementen von Feuer, Erde, Luft und Wasser und den vier Enden des Kreuzes, wobei die zwei Balken des Kreuzes die Dualität zeigen, die Entwicklung in der horizontalen Zeitachse einerseits und in der vertikalen Geistachse andererseits. Der Schnittpunkt dieser zwei Balken ist die Fünf, die „quinta essentia", die Quintessenz, der wesentliche Punkt, in dem beim Menschen das Herz, die Liebe, sitzt. Dann teilen wir jedes Viertel dieses Apfels in drei Teile, die heilige Zahl Drei, die Dreieinigkeit von Vater, Sohn und Heiligem Geist. Die Drei als heilige Zahl kennen auch andere Religionen.

Wir erhalten vier mal drei = zwölf Teile, die Zwölf als Verbindung von Erde und Himmel (zwölf Jünger Jesu, zwölf Monate des Jahres und zwölf Häuser der Astrologie) und essen diese zwölf Teile langsam und dankbar.

Wenn wir in einer Gruppe das Fastenbrechen feiern, gibt es ein weiteres, schönes Ritual von Teilen und Abgeben: Der/die erste teilt seinen/ihren Apfel in zwei Hälften, behält eine Hälfte auf dem Teller, steht auf und gibt mit einer Verbeugung die andere Hälfte an den Nachbarn rechts oder links weiter. Der Nachbar dankt mit einer Verbeugung, legt die geschenkte Hälfte auf seinen Teller, schneidet seinen Apfel in zwei Hälften, behält eine auf seinem Teller und schenkt die andere mit einer Verbeugung weiter; und so weiter, aber nacheinander und nicht gleichzeitig. So entsteht im Teilen und Abgeben eine Kreisbewegung, die sich schließt, indem der erste als letzter eine zweite Apfelhälfte erhält. Dann erst beißen alle gemeinsam dankbar ab.

„Dieser Apfel soll pedantisch durchgekaut werden. Oft ist es dem Fastenbrecher gar nicht möglich, einen ganzen Apfel auf einmal zu verzehren", schreibt Otto Buchinger. Das bedächtige Kauen, das langsame, bewußte und dankbare Essen sind jetzt im Aufbau nach dem Fasten meist ein Bedürfnis, aber auch eine wichtige Übung für den Alltag. Im Aufbau werden Verdauung und Stoffwechsel langsam wieder „zurückgeschaltet" von innerer auf äußere Ernährung und von Ausscheidung auf Absorption. Buchinger spricht von den „drei Rückschaltungstagen" und ermahnt:

„Wie der Beginn wichtiger, schwieriger und bedeutsamer ist als das eigentliche Fasten, so ist auch das Fastenbrechen ein kritischer Augenblick, sind die ersten drei Tage des ‚Aufbauens‘ krititsche Tage erster Ordnung."

Und er schreibt weiter: „Langsam, wenig und sorgfältig einspeichelnd essen. Bewußte, also konzentrierte Mundverdauung! Die Mundhöhle ist die erste und sehr wichtige Etappe des Verdauungsweges. Tischunterhaltung ist streng verboten. Sehen und Fühlen gewissermaßen in die Zungenspitze verlegen! Jedes Kernchen, Blättchen, Flöckchen ‚erleben‘, abtasten, durchschmecken, anatomisieren, verflüssigen! Diese Gewohnheit recht lange beibehalten, die Gewohnheit recht beschaulichen Essens. Die ganze Eßkultur auf diese neue Basis stellen, also: ein wirklicher und sehr verfeinerter, ein echter ‚Genießer' werden! Immer fein, edel und still bei der Ernährung, die ja auch immer eine Näherung ist, eine Angleichung, eine Lebendigmachung toten Stoffes."

Die allerhäufigste Ursache für Beschwerden im Bauchraum ist das zu schnelle Essen. Die Mahl-Zeiten sollten Zeiten des bewußten Mahlens der Nahrung sein, d. h. der Zerkleinerung und Vorverdauung in der Mundhöhle. Magen und Darm haben keine Zähne! Bei zu hastigem Essen wird oft Luft mit hinuntergeschluckt, die bei ruhigem Kauen über Rachen und Nase entweichen könnte. Zusätzlich kann die Nahrung, wenn sie nicht ausreichend zerkleinert und vom Speichel vorverdaut ist, von den Verdauungssäften von Magen, Leber/Galle und Bauchspeicheldrüse nicht so zubereitet werden, daß sie im Dünndarm gut resorbiert wird. Die Stücke sind zu groß und die Passagezeit zu schnell. Die Folge ist, daß viel unverdaute und unresorbierte Nahrung in tieferen Darmabschnitten von Bakterien zersetzt wird. Dabei können aus Kohlenhydraten Gärungsalkohole und aus Eiweiß Fäulnisprodukte entstehen, die die Darmschleimhaut und evtl. auch das Mukosa-assoziierte Immunsystem schädigen und die Zusammensetzung der normalen Stuhlflora verändern können. Die unzureichend resorbierten Kohlenhydrate können evtl. auch zu einer Vermehrung von Candida-Pilzen im Darm führen. Die Basistherapie von Bauchbeschwerden ist also das langsame Essen! Nur dabei kann man auch rechtzeitig das Sättigungsgefühl spüren und so vermeiden, zu viel zu essen.

Im Aufbau sollte weiter eher reichlich getrunken werden, ca. 1,5 bis 2 Liter täglich; nur wenig gesüßte Getränke nehmen und diese langsam trinken, sonst ist die Passagezeit für den Zucker wieder zu schnell, und es können die eben genannten Probleme entstehen. Die Schleimhäute des Verdauungstraktes sind im Fasten eher trocken, müssen jetzt im Aufbau aber wieder Schleim- und Verdauungssekrete bilden und benötigen dazu Flüssigkeit. Dies erklärt die Gewichtszunahme von ca. 500 g am ersten Aufbautag. Das Trinken sollte grundsätzlich, auch im normalen Alltag, mehr zwischen als zu den Mahlzeiten erfolgen, um die Verdauungssäfte nicht zu stark zu verdünnen.

Ausreichendes Trinken auch in der Aufbauzeit ist außerdem wichtig für den Kreislauf. Die wiedereinsetzende Verdauungstätigkeit zieht ca. 20 % der Blutmenge in die Verdauungsorgane, dadurch sinkt der durch die entwässernde Wirkung des Fastens ohnehin niedrige Blutdruck noch ein wenig weiter ab. Bei reduzierter Hirndurchblutung kann es nach den Mahlzeiten zu Müdigkeit kommen. Eventuell kann bei Menschen mit Neigung zu niedrigem Blutdruck besonders morgens ein wenig Schwindel auftreten (siehe 12.7).

Die Aufbaukost soll reich an Faserstoffen sein. Faser- oder Ballaststoffe sind Bestandteile pflanzlicher Zellen, die von den menschlichen Verdauungssäften nicht weiter zerkleinert und daher nicht aufgenommen werden. Sie quellen bei ausreichend vorhandenem Wasser auf, verursachen einen entsprechenden Füllungszustand von Magen und Darm (Sättigungsgefühl!) und bewirken über den Dehnungsreiz die Bewegung des Darmes. Sie sind also für das In-Gang-Kommen der Darmbewegung nach dem Fasten äußerst wichtig und stellen im normalen Alltag das natürliche Heilmittel gegen Verstopfung dar. Sie wirken aber nur, wenn ausreichend Flüssigkeit vorhanden ist (siehe oben). Solche Faserstoffe sind vor allem im Vollgetreide reichlich enthalten, aber auch in pflanzlicher Frischkost, Salaten und Obst. Frischkost ist im Aufbau – wenn ausreichend gekaut – in der Regel sehr gut verträglich.

Zur Verdauungsanregung eignen sich besonders Feigen und Backpflaumen, anfangs am besten in Wasser eingeweicht. Bei Verstopfungsproblemen ist außer körperlicher Bewegung, ausreichend Ruhe und reichlichem Trinken die Zugabe von kalorienarmen Fasern wie Kleie und schleimbildenden Fasern wie Leinsamen hilfreich. Milchsäure in Magerjoghurt oder Buttermilch regt ebenfalls die Verdauung an, unter Umständen auch ein Glas Sauerkrautsaft. Wenn am Vormittag des dritten Aufbautages keine spontane Stuhlentleerung erfolgt sein sollte, was die Ausnahme ist, sind ein Glycerin-Zäpfchen oder ein kleiner Einlauf hilfreich.

Die Kalorienmenge sollte nur langsam gesteigert werden. Resorption und Stoffwechsel müssen langsam „hochtrainiert" werden. Am ersten Aufbautag werden ca. 800 Kalorien empfohlen, am zweiten Tag 1000, am dritten Tag 1200 Kalorien, anfangs überwiegend als Kohlenhydrate. Fett und Eiweiß nur vorsichtig steigern! Kohlenhydrate sind relativ am leichtesten zu verstoffwechseln und stellen außerhalb des Fastens die wesentliche Energiequelle des Organismus dar. Sie sollen überwiegend aus Vollgetreide und Obst bezogen werden. Fette haben pro gleicher Gewichtseinheit mehr als doppelt soviele Kalorien; sie brauchen zur Verdauung die Galle der Leber, die nur langsam wieder zum Fließen gebracht werden soll. Es sollen möglichst hochwertige, mehrfach ungesättigte Fettsäuren in Form von kaltgepreßten Pflanzenölen verwendet werden, z. B. Sonnenblumen- und Leinöl, die man an Müsli und Salat-Marinade tut oder mit Magerquark verrührt und als Brotaufstrich statt Käse verwendet. Eiweiß erfordert den höchsten Stoffwechselaufwand und darf anfangs nur wenig verzehrt werden, überwiegend als Milcheiweiß. Möglich ist eventuell etwas gedünsteter Fisch in den ersten Tagen, jedoch nichts in Fett Gebratenes und noch kein gebratenes Fleisch. Insgesamt sollte die Aufbauzeit nach dem Fasten der Einstieg in eine gesunde Vollwerternährung sein (siehe Kapitel 12).

Zum Ende der Fastenzeit schreibt Buchinger unter der Überschrift „Der rechte Ausklang": „Von Tag zu Tag wachsen nun die Kräfte für die Wiederaufnahme der Arbeit, und in den meisten Fällen kann der Kurpatient nun feststellen, daß er sein Werk der Reinigung, Lösung, Heilung vollbracht hat, das ihn auf eine neue und höhere Stufe der Leistungsfähigkeit hebt, reich an äußerem und – so hoffen wir – auch innerem Gewinn. Böses, Krankes, Peinigendes verließ den Kranken; neue, feine, stärkere Kräfte dienen ihm. Wir schauen auf das 4. Kapitel des Matthäus-Evangeliums mit der Fastengeschichte des großen Meisters. Wie endigte das Fasten: ‚Da verließ ihn der Teufel und siehe, da traten Engel zu ihm und dienten ihm.' Wieder zeitlose Worte! Sie gelten für alle Ewigkeit und für jeden Ausgang eines rechten Fastens."

12. Was kommt nach dem Heilfasten? –
   Die gesunde Lebensweise

12.1 Ernährung/Entschlackung – Bewegung/Ruhe
Die gesunde Lebensweise ist mit einer ganz einfachen Formel
zu beschreiben:

ERNÄHRUNG	ENTSCHLACKUNG
BEWEGUNG	RUHE

GESUNDHEIT

Es ist das Gleichgewicht, die Ausgewogenheit von gesunder
Ernährung und ausreichender Entschlackung und von Bewegung und Ruhe, von Yang und Yin, und zwar im ganzheitlichen Sinne in Körper, Seele und Geist.

Die grundsätzlichen Mechanismen der Entschlackung haben wir im Heilfasten kennengelernt, im Aufbau eingeübt
und sollten sie auch im Alltag beachten. Das Gleichgewicht
von Bewegung und Ruhe ist im Heilfasten genauso wichtig
wie im Alltag und sollte auch nach dem Heilfasten fortgesetzt
werden. Zur gesunden Vollwerternährung möchte ich nun
noch einige allgemeine und spezielle Ausführungen ergänzen:

12.2 Grundsätze der Vollwerternährung
Die Vollwerternährung in der Definition von Leitzmann und
Mitarbeitern bemüht sich um einen ganzheitlichen Ansatz in
dem Dreieck Individuum, Gesellschaft und Umwelt. Das bedeutet, daß die Lebensmittel der Gesundheit des einzelnen
Menschen dienen sollen; sie sollen aber auch der Gesundheit
der einzelnen Betriebe von Erzeugung, Verarbeitung und Ver-
marktung dienen, sowohl innerhalb einzelner Staaten als
auch weltweit in der Staatengemeinschaft; sie sollen soziale
Gerechtigkeit für Menschen in Entwicklungsländern fördern;
außerdem sollen sie die Gesundheit der Umwelt berücksich-
tigen bezüglich Energie- und Rohstoffverbrauch, Schadstoff-

emission bei Herstellung und Transport und Abfallentstehung, z. B. durch die Verpackung.

Die Grundsätze der Vollwerternährung zeigt die folgende Tabelle.

12.2.1 Bevorzugung pflanzlicher Lebensmittel

Die derzeitige Ernährungssituation in der westlichen Welt ist einerseits durch eine zu hohe Fettzufuhr und eine sehr hohe Eiweißaufnahme gekennzeichnet. Andererseits besteht eine zu niedrige Aufnahme an komplexen Kohlenhydraten und Ballaststoffen. Da Kohlenhydrate ganz überwiegend in pflanzlichen Lebensmitteln vorkommen, dagegen tierische Lebensmittel häufig viel Fett und Eiweiß enthalten, ist die naheliegende Konsequenz, pflanzliche Lebensmittel in den Vordergrund zu stellen und den Verzehr tierischer Lebensmittel zu vermindern.

Pflanzliche Lebensmittel weisen in der Regel ein günstiges Verhältnis von essentiellen Nährstoffen zu Nahrungsenergie auf, eine sog. hohe Nährstoffdichte. Mit relativ wenig Nahrungsenergie können damit reichlich essentielle Nährstoffe aufgenommen werden. Demgegenüber enthalten tierische Lebensmittel teilweise erhebliche Mengen unerwünschter Inhaltsstoffe, wie gesättigte Fettsäuren, Cholesterin und Purine, zusätzlich Hormone, Antibiotika, Aromastoffe, Psychosedativa und andere Substanzen, die bei der heutigen Massentierhaltung eingesetzt werden. Diese führt außerdem zu psychosomatischen Veränderungen der Tiere und der tierischen Nahrungsmittel. Ferner befinden sich gesundheitsfördernde Inhaltsstoffe wie die sekundären Pflanzenstoffe (siehe 12.6) und die Ballaststoffe (siehe 12.7) ausschließlich in pflanzlichen Lebensmitteln.

Zahlreiche wissenschaftliche Studien sowie klinische Erfahrungen mit Vegetariern zeigen, daß lacto-ovo-vegetabile Kostformen (pflanzliche Kost mit Milchprodukten und Eiern) gesundheitlich vorteilhaft sind gegenüber einer Ernährung mit derzeit üblichen Mengen an Fleisch und Wurstwaren. So weisen Vegetarier durchschnittlich ein geringeres Körpergewicht auf, ohne dabei untergewichtig zu sein. Der Blutdruck bei Vegetariern liegt niedriger als bei Kontrollgruppen, und

Grundsätze der Vollwert-Ernährung

1. Bevorzugung pflanzlicher Lebensmittel (überwiegend lakto-vegetabile Ernährungsweise)

2. Bevorzugung gering verarbeiteter Lebensmittel (Lebensmittel so natürlich wie möglich)

3. Reichlicher Verzehr unerhitzter Frischkost (etwa die Hälfte der Nahrungsmenge)

4. Zubereitung genußvoller Speisen aus frischen Lebensmitteln, schonend und mit wenig Fett

5. Vermeidung von Nahrungsmitteln mit Zusatzstoffen

6. Vermeidung von Nahrungsmitteln aus bestimmten Technologien (wie Gentechnik, Food Design, Lebensmittelbestrahlung)

7. Möglichst ausschließliche Verwendung von Erzeugnissen aus anerkannt ökologischer Landwirtschaft (nach den Rahmenrichtlinien der AGÖL bzw. IFOAM)

8. Bevorzugung von Erzeugnissen aus regionaler Herkunft und entsprechend der Jahreszeit

9. Bevorzugung unverpackter oder umweltschonend verpackter Lebensmittel

10. Vermeidung bzw. Verminderung der allgemeinen Schadstoffemission und dadurch der Schadstoffaufnahme durch Verwendung umweltverträglicher Produkte und Technologien

11. Verminderung von Veredelungsverlusten durch geringeren Verzehr tierischer Lebensmittel

12. Bevorzugung landwirtschaftlicher Erzeugnisse, die unter sozialverträglichen Bedingungen erzeugt, verarbeitet und vermarktet werden (u. a. Fairer Handel mit Entwicklungsländern)

Vegetarier nehmen deutlich weniger Cholesterin auf und haben weniger Herz-Kreislauf-Erkrankungen als die Durchschnittsbevölkerung. Auch Krebs und Gelenkerkrankungen (Gicht, Arthrose und Arthritis) kommen bei Vegetariern deutlich seltener vor. Diese günstige Situation hängt auch mit anderen Elementen vernünftiger Lebensführung zusammen, wie z. B. vermehrte körperliche Aktivität, weniger oder gar nicht rauchen, geringerer Alkoholkonsum und anderes.

Innerhalb der Vegetarier mit der lacto-ovo-vegetabilen Kost gibt es die Gruppe der sog. Veganer, die ganz streng alle tierischen Produkte vermeiden, also auch Eier, Milchprodukte und Honig; dazu gehören z. B. auch die reinen Rohköstler. Sie erfreuen sich in der Regel bester Gesundheit, obwohl sie bei Eiweiß, Calcium, Eisen und Vitamin B12 nach den Richtlinien der Deutschen Gesellschaft für Ernährung (DGE) theoretisch unterversorgt sind.

Abgesehen von den gesundheitlichen Vorteilen begünstigt ein geringerer Verzehr tierischer Produkte die Lösung bestimmter ökologischer und sozialer Probleme. Dies gilt beispielsweise für die Realisierung der ökologischen Landwirtschaft, für die derzeitige Verschwendung von pflanzlichen Nahrungsressourcen bei der „Veredelung" von pflanzlichen zu tierischen Lebensmitteln (siehe 12.5) und für die Problematik des Futtermittelimports aus Entwicklungsländern.

12.2.2 Bevorzugung gering verarbeiteter Lebensmittel

Kollath hat in den 50er Jahren den Grundsatz formuliert: „Laßt unsere Nahrung so natürlich wie möglich", der schon aus der Antike von Hippokrates überliefert ist und in diesem Jahrhundert auch von Bircher-Benner, Brucker und Anemueller vertreten wurde und wird.

Bei den meisten Verfahren der Lebensmittelverarbeitung werden wertvolle Inhaltsstoffe vermindert, zerstört oder abgetrennt, d. h. die Nährstoffdichte wird herabgesetzt und die Energiedichte häufig erhöht, was zu Gewichtszunahme führen kann. Beispiele sind Vitaminverluste beim Erhitzen oder die Abtrennung essentieller Nährstoffe bei der Auszugsmehl-Herstellung. Auch die Ballaststoffe und die sekundären Pflanzenstoffe (siehe 12.6) gehen bei der der Verarbeitung von

Lebensmitteln verloren. Die Forderung Kollaths ist auch Grundlage des Begriffs „Vollwerternährung", denn Lebensmittel, die möglichst wenig verarbeitet sind, besitzen noch den vollen Wert der natürlicherweise und in natürlichem Verhältnis vorhandenen Inhaltsstoffe und werden deshalb als „vollwertig" bezeichnet. Außerdem enthält der Begriff „vollwertig" auch die Vorstellung der vollen Lebendigkeit der Nahrung, d. h. sie stellt nicht nur chemische Stoffe in bestimmten physikalischen Formen mit bestimmtem Brennwert (Kalorien) zur Verfügung, sondern auch Lebensenergie aus den vier Elementen. So werden lebendige „Lebensmittel" unterschieden von toten „Nahrungsmitteln". Unter den natürlichen Inhaltsstoffen gibt es möglicherweise auch noch einige, die noch gar nicht oder nur unzureichend beschrieben und erforscht sind, aber eine gesundheitsrelevante Bedeutung haben.

12.2.3 Reichlicher Verzehr unerhitzter Frischkost

Für unerhitzte Frischkost wurde und wird auch der Begriff „Rohkost" verwendet. Weil „roh" aber auch im negativen Sinne als „rauh" und „grob" verstanden werden kann, erscheint der Begriff „unerhitzte Frischkost" geeigneter. Außerdem wird hiermit betont, daß die verwendeten Lebensmittel frisch, d. h. nicht durch Lagerverluste in ihrem Wert gemindert sein sollten.

Als Orientierung gilt, daß etwa die Hälfte der Nahrungsmenge als unerhitzte Frischkost verzehrt werden sollte. Für Magen-/Darm-empfindliche oder ältere Menschen kann weniger Frischkost besser verträglich sein. Innerhalb dieser Frischkosthälfte sollte gut ein Drittel frisches Gemüse und Salat sein (Kartoffeln und Hülsenfrüchte müssen immer erhitzt werden), knapp ein Drittel frisches Obst und das restliche Drittel unerhitztes Getreide (Frischkornmüsli, Keimlinge), Nüsse, Ölsamen und -früchte, kaltgepreßte Öle, Kräuter, unerhitzte Milch- und Sauermilchprodukte. Ein gesunder Salat sollte nach Ansicht der Anthroposophen eine Mischung aus Wurzeln, Blättern und Früchten enthalten. Unerhitzte Frischkost intensiviert das Kauen und führt zu einer guten Sättigungswirkung bei niedriger Energiedichte. Sie sollte immer frisch am Anfang einer Mahlzeit verzehrt werden.

Die Erhitzung von Lebensmitteln dient hauptsächlich der Abtötung schädlicher Mikroorganismen. Kartoffeln müssen erhitzt werden, damit die Stärke verdaulich wird; Hülsenfrüchte sollten erhitzt werden, um potentiell toxische Inhaltsstoffe zu zerstören. Erhitzung vermindert aber z. B. den Gehalt einzelner hitze- und oxidationsempfindlicher Vitamine wie Beta-Karotin, Vitamin B1, C und E (siehe 12.8), den Gehalt von ebenso empfindlichen essentiellen, mehrfach ungesättigten Fettsäuren (siehe 12.4) und den empfindlichen sog. sekundären Pflanzenstoffen (siehe 12.6), die u. a. eine Schutzwirkung gegen Krebs haben. Seit einiger Zeit wird auch der Gehalt an Enzymen in der unerhitzten Frischkost positiv bewertet. Diese Enzyme sind Eiweißmoleküle, die durch Hitze zerstört werden. Bleiben sie in der unerhitzten Nahrung erhalten und überstehen auch die Wirkung der Magensäure, so sollen sie bei den Verdauungsvorgängen hilfreich sein und den Körper bei der Eigensynthese dieser Enzyme entlasten.

12.3 Kohlenhydrate, Getreide

60 % unserer Energiezufuhr sollte aus Kohlenhydraten bestehen. Kohlenhydrate sind Zucker. Wir sollten sie möglichst nicht als konzentrierte Raffinadezucker oder weißes Auszugsmehl zu uns nehmen, sondern als sog. komplexe Zucker in Form von fruchtzuckerhaltigem Obst und Vollgetreide.

Vollgetreide ist seit Jahrtausenden die wichtigste Nahrungsgrundlage der Menschen. Es enthält im Mittel ca. 80 % Kohlenhydrate, hauptsächlich in Form von Stärke, ca. 10 % hochwertiges Eiweiß, 3 % hochwertige Fette und ca. 7 % Ballast- oder Faserstoffe in den Randschichten, im Keim alle wichtigen Vitamine, außer C und B12, hauptsächlich die anderen B-Vitamine, außerdem alle wichtigen Mineralstoffe, besonders Magnesium, aber auch Calcium, Eisen und die Spurenelemente Zink, Mangan und Chrom.

Leider kommen diese wichtigen Inhaltsstoffe heute dem westlichen Menschen immer weniger zugute, weil
1. der Getreideanteil an der Nahrungsenergie stark zurückging zugunsten von Eiweiß und Fett in Fleisch und Wurst. In Deutschland wurde um 1800 noch 52 % der Energie als Getreide verzehrt, um 1900 noch 35 %, 1989 nur noch 22 %.

2. wurden im Zuge der Industrialisierung in den Großmühlen die leicht verderblichen Bestandteile im Keim und die unverdaulichen Ballaststoffe in den Randschichten (Kleie) abgetrennt, um bessere Lagerfähigkeit und Haltbarkeit zu erreichen; gerade in Keim und Randschichten sind aber die ernährungsphysiologisch wichtigen Bestandteile enthalten. Je weißer also das Mehl, desto wertloser.

Von Vollmehl zum Weißmehl Typ 405 besteht z. B. ein Verlust von 80 % der Ballaststoffe, 60 % von Vitamin E, 86 % Vitamin B1, 79 % Vitamin B2, 79 % Vitamin B6, 64 % Niacin, 82 % Folsäure, 77 % Biotin, 75 % Kalium, 86 % Magnesium, 63 % Calcium, 50 % Eisen und 73 % Zink. Dadurch ist es zu einer kritischen Versorgungslage verschiedener Bevölkerungsgruppen mit Vitamin B1, B2, B6 sowie Folsäure, Magnesium und Zink gekommen, und der Ballaststoffgehalt (siehe 12.7) der Nahrung ist deutlich abgesunken.

Beim Backen treten Hitzeverluste an der Oberfläche auf bei Vitamin B1 von ca. 25 %, bei Vitamin E von ca. 10 %. Daraus ergibt sich die Empfehlung von mindestens einer Frischkornmahlzeit pro Tag mit unerhitztem Vollgetreide in Form des Müslis. Dabei wird frisch geschrotetes Getreide (am besten verschiedene Sorten gemischt und am besten mit eigener Getreidemühle wegen der begrenzten Haltbarkeit des geschroteten Getreides) über Nacht in Wasser eingeweicht und morgens verzehrt, zusammen mit Joghurt oder Magerquark, Obst und einigen Nüssen oder Mandeln, Sonnenblumen- oder Kürbis- oder anderen Kernen unter Zusatz von 1–2 Teelöffel Leinöl (siehe 12.4). Das Getreide sollte möglichst aus kontrolliert-biologischem Anbau sein. Im Handel erhältliche Getreideflocken haben Vitaminverluste durch Erhitzen. Eine andere Möglichkeit der Zubereitung ist das Ankeimen der Getreidekörner über 2–3 Tage; dabei findet während des Keimvorgangs eine Neusynthese statt von vor allem Vitamin B2 und E und von essentiellen Aminosäuren, wie z. B. Lysin und Threonin.

Vollgetreide führt im Vergleich zu anderen kohlenhydrathaltigen Lebensmitteln zu einem wesentlich langsameren und niedrigeren Anstieg der Blutzuckerkurve, das ergibt eine länger anhaltende Sättigungswirkung und ist vor allem bei Diabetikern von großem Vorteil.

12.4 Fett, mehrfach ungesättigte Fettsäuren (MUFS)

Fett sollte ca. 25–30 % unserer Energiezufuhr ausmachen. Es sind gegenwärtig in Deutschland aber etwa 36 %. Die geforderte Menge an Fett sollte ein Drittel gesättigte tierische Fette enthalten, zwei Drittel einfach und mehrfach ungesättigte pflanzliche Fette. Der Gesamtfettverzehr ist in Deutschland seit der Industrialisierung sehr stark angestiegen. Er betrug um 1800 ca. 25 g pro Person und Tag, um 1900 ca. 90 g, 1989 ca. 130 g. Diese Zunahme ist vorwiegend bedingt durch die sog. versteckten Fette in Fleisch, Wurst und Käse. Es ist eindeutig erwiesen, daß eine hohe Fettaufnahme das Risiko an Herz-Kreislauf-Erkrankungen begünstigt und das Krebsrisiko erhöht.

Ein hoher Verzehr von tierischen, gesättigten Fetten erhöht den Blutcholesterinspiegel, höhere Aufnahme von ungesättigten pflanzlichen Fetten, höhere Ballaststoffaufnahme (Getreide und Hülsenfrüchte) und körperliche Aktivität senken ihn. Der begrenzte Verzehr von Butter und Eigelb (Eiweiß enthält kein Cholesterin) hat bei niedrigem Gesamtfettverzehr normalerweise keinen nachteiligen Effekt auf den Cholesterinspiegel, da das exogen aufgenommene Cholesterin nur ca. 25 % des Blutcholesterinspiegels ausmacht (siehe 10.2.5). Butter ist ein vollwertiges Lebensmittel im Gegensatz zu aus raffinierten Ölen hergestellter Margarine. Ungehärtete sogenannte Reform-Margarine ist bedingt, gehärtete Margarine nicht empfehlenswert.

Kaltgepreßte, nicht raffinierte Speiseöle haben im Vergleich zu den im Zuge der Industrialisierung heißgepreßten oder chemisch extrahierten, raffinierten Ölen einen viel höheren Gehalt an mehrfach ungesättigten Fettsäuren (MUFS), Vitamin E und Phytosterinen. Phytosterine sind sog. sekundäre Pflanzenstoffe, die dem tierischen Cholesterin ähnlich sind und blutcholesterinsenkend wirken. Vitamin E ist das natürlich vorkommende Antioxidans (siehe 12.8), das die biologisch wichtigen MUFS vor Oxidation schützt. Bei der Raffination von Ölen entstehen sogenannte Isomere, die die biologische Aktivität der MUFS nicht mehr besitzen und den Bedarf sogar erhöhen können.

Die für den Menschen wichtigen MUFS sind essentielle Bausteine der Phospholipide der Zellmembranen und Ausgangssubstanzen für die Synthese von sog. Eicosanoiden, die bei der Regulation von Blutgerinnung und Entzündungs- und Immunreaktionen beteiligt sind. Es werden zwei Gruppen unterschieden: Die sog. *Omega- oder n-6-Fettsäuren* haben als Muttersubstanz die Linolsäure, die in kaltgepreßten Ölen, Ölsamen, Nüssen und Vollgetreide normalerweise ausreichend aufgenommen wird. Aus der Linolsäure entstehen über die Arachidonsäure die 2er-Reihe der sog. Prostaglandine und die 4er-Reihe der sog. Leukotriene, die beide im Rahmen der Entzündungsreaktion vermehrt sind. Ein Zuviel dieser Arachidonsäure-Metaboliten gilt als ungünstig für die Immunreaktion.

Ihre übermäßige Entstehung kann gehemmt werden durch die sog. Eicosapentaensäure. Diese entsteht aus der Muttersubstanz der *Omega- oder n-3-Fettsäuren*, der Alpha-Linolensäure. Sie ist in bedeutenden Mengen vor allem im Leinöl (58 %), aber auch im Rapsöl (16 %), Walnußöl (16 %) und Sojaöl sowie in Portulac und Spinat enthalten. Die Eicosapentaensäure kommt auch in größeren Mengen zusammen mit einer anderen Omega-3-Fettsäure, der Docosahexaensäure, in fetten Kaltwasserfischen wie Lachs, Makrele und Hering vor, die sie aus Plankton synthetisieren. Zuchtlachs, der kein oder kaum Plankton frißt, enthält aber nur wenig Omega-3-Fettsäuren. In den von der Industrie hergestellten Fischölkapseln sind diese empfindlichen MUFS meist zu einem hohen Anteil durch Oxidation zerstört.

Die Eicosapentaensäure hemmt also die Entstehung der Entzündungs-Eicosanoide aus den Omega-6-Fettsäuren und wird selbst weiterverstoffwechselt zu den Prostaglandinen der 3er-Reihe und den Leukotrienen der 5er-Reihe, die entzündungshemmend und über das Immunsystem positiv gegen Krebs wirken. Über die 3er-Thromboxane gibt es auch eine Schutzwirkung vor Herzinfarkt (z. B. bei Eskimos, die sehr viel Fisch essen). Hinsichtlich des Immunsystems gilt es heute als günstig, die Aufnahme von Omega-3-Fettsäuren, also Alpha-Linolensäure und ihre Abkömmlinge, eher zu steigern und die Linolsäure-Aufnahme eher gering zu halten. Es wird sogar diskutiert, daß die positive Wirkung des Fastens auf das Immunsystem, z. B. bei entzündlichem Rheuma, auf eine Verminderung der Arachidonsäure-Metaboliten und eine dadurch bedingte Entzündungshemmung zurückzuführen ist. Für die Praxis bedeutet das, daß es günstig für das Immunsystem ist, möglichst regelmäßig kaltgepreßtes Leinöl (eventuell auch Raps-, Walnuß- oder Sojaöl) zuzuführen bzw. Walnüsse zu essen. Bei Immunstörungen substituieren wir auch im Fasten etwas Leinöl.

Nüsse und Ölsamen bestehen zu 50–70 % aus (versteckten) Fetten mit hohem Anteil an gesunden MUFS. Sie enthalten außerdem mit 10–20 % relativ viel Eiweiß und haben einen hohen Gehalt an B-Vitaminen, Vitamin E, Calcium, Magnesium, Zink, Kalium, Eisen und Selen, sind also biologisch sehr hochwertige (aber auch hochkalorische) Lebensmittel.

12.5 Eiweiß, tierisch – pflanzlich

Eiweiß = Protein kommt im menschlichen Organismus als Struktureiweiß in allen Zellen vor und stellt die Hauptmasse der Muskulatur dar (Eiweißreserve). Als Funktionseiweiß ist es die Summe aller Enzyme und Hormone.

Der Eiweißanteil an unserer Gesamtenergieaufnahme sollte ca. 10–15 % betragen, ist aber in den letzten 100 Jahren von 12 auf 25 % angestiegen. Es besteht heute die Empfehlung von einer Eiweißaufnahme von 0, 8 g pro kg Körpergewicht, also im Mittel ca. 50 g pro Tag, das entspricht 18 kg pro Person und Jahr. In den letzten 200 Jahren erhöhte sich der Verzehr von Fleisch- und Wurstwaren von ca. 17 auf ca. 100 kg pro Person und Jahr; der stärkste Anstieg war seit 1950. Bedingt durch die besseren Transport- und Lagermöglichkeiten durch Eisenbahn und Kühlschrank erhöhte sich in den letzten 100 Jahren der Fischverzehr um das 1, 5fache; der Eierverbrauch verdreifachte sich in den letzten 100 Jahren. Der Anteil von tierischem Eiweiß an der Gesamteiweißzufuhr erhöhte sich in diesem Zeitraum auf das 4fache.

Grundsätzlich trägt Fleisch zur Versorgung mit essentiellen Nährstoffen bei, wie z. B. essentielle Aminosäuren, Vitamin B1, Eisen und Zink, ist hierfür aber nicht zwingend erforderlich, da sie alle auch in pflanzlichen Lebensmitteln vorkommen. Fleisch enthält zusätzlich Substanzen, die bei hoher Aufnahme die Entstehung ernährungsabhängiger Krankheiten begünstigen, vor allem verstecktes, gesättigtes

Fett, durchschnittlich 1 g Fett pro Gramm Protein, und die Purine, die zu Harnsäureerhöhung und Gelenkschäden führen. Rinder- und Schweinenieren sind außerdem sehr hoch mit Schwermetall belastet und sollten heute nicht mehr verzehrt werden. Eine mögliche Übertragung von Krankheiten ist noch in der Diskussion. Über die Säurebelastung durch Fleisch und Wurst siehe Abschnitt 12.9.

Bei kombinierter Eiweiß- und Energieüberernährung, wie sie heute in der westlichen Welt weitverbreitet ist, kommt es zu den in Kapitel 7.1 beschriebenen Verschlackungsphänomenen von Eiweiß- und Kohlenhydratablagerungen in der sog. Grundsubstanz, im Bindegewebe zwischen den Zellen und in der sog. Basalmembran der Arterien.

Im Vergleich zu Fleisch haben Hülsenfrüchte, besonders die Sojabohne, sogar einen höheren Eiweißgehalt pro 100 g eßbarer Substanz, Nüsse einen gleich hohen und Vollgetreide im Mittel immerhin etwa zwei Drittel des Eiweißgehaltes von Fleisch.

Die wichtigsten ökologischen Aspekte dabei sind folgende:
1. Pro Hektar Anbaufläche kann mit Hülsenfrüchten ca. das 5fache, mit Getreide etwa das Doppelte an Eiweißertrag erzielt werden als durch tierische Lebensmittel, d. h. Tierhaltung sollte nur in für Ackerbau ungeeignetem Gelände stattfinden. Die unethische Massentierhaltung setzt dieses Argument weitgehend außer Kraft.
2. Es ist eine Tatsache, daß bei einer fragwürdigen Eiweiß-„veredelung" zur Produktion von 1 kg tierischem Protein durchschnittlich 7 kg an pflanzlichem Protein als Futter eingesetzt werden müssen! Dies sollte bei jeder Fleischmahlzeit in Anbetracht des Hungers in der Welt, der gewiß auch noch andere Gründe hat, bedacht werden.

Viele Vegetarier und die östlichen Religionen sehen in den Tieren auch höherentwickelte Lebewesen, eventuell Reinkarnationen, so daß sie aus Mitgefühl mit allen Wesen 1. artgerecht behandelt und 2. nicht oder zumindest nicht in dem derzeit geschehenden Ausmaß getötet werden sollten.

12.6 Sekundäre Pflanzenstoffe, bioaktive Substanzen

Von den primären Pflanzenstoffen mit Nährstoffwirkungen wie Kohlenhydrate, Fette und Eiweiß werden heute die sog. sekundären Pflanzenstoffe unterschieden, die größtenteils nur in ganz geringen Mengen in den Pflanzen vorkommen und erst seit den 80er Jahren mit verfeinerten Meßmethoden beforscht werden. Sie haben überwiegend keine quantitativen, sondern empirisch qualitative, gesundheitsfördernde Wirkungen, wie z. B.

1. anticancerogen (krebshemmend),
2. antimikrobiell (erregerhemmend),
3. antioxidativ (vor Oxidation schützend, siehe 12.8),
4. immunsystemstärkend und entzündungshemmend
5. cholesterinsenkend.

Es gehören dazu die *Karotinoide* aus grünblättrigem Gemüse und farbigen Früchten mit den oben genannten Wirkungen 1, 3 und 4. Von den 600 natürlich vorkommenden Karotinoiden haben nur 10 % Pro-Vitamin-A-Wirkung, d. h. 90 % entfalten ihre gesundheitsfördernde Wirkung nicht über Vitamin A. Die *Phytosterine,* die in fast allen Pflanzen enthalten sind, haben neben ihrem cholesterinsenkenden Effekt auch krebshemmende Wirkungen. Die *Saponine,* überwiegend aus Hülsenfrüchten, aber auch aus Hafer und einigen Gemüsearten, haben die Wirkungen 1, 2, 4 und 5. *Flavonoide* in fast allen Pflanzen haben die Wirkungen 1, 2, 3 und 4. *Allicin* aus Knoblauch wirkt 1, 2 und blutgerinnungshemmend (Infarktprophylaxe). *Monoterpene* aus Zitrusfrüchten wirken krebshemmend, und die *Indole* in allen Kohlarten haben ebenfalls eine deutlich anticancerogene Wirkung. *Phenolsäuren* in fast allen Pflanzen haben die Wirkungen 1, 2 und 3; sie sind besonders hitzeempfindlich, wie auch viele der anderen sekundären Pflanzenstoffe. Ihre breite gesundheitsfördernde Wirkung ist ein wichtiger Grund für den Verzehr unerhitzter, pflanzlicher Frischkost (s. 12.2.3).

12.7 Ballast- oder Faserstoffe

Die Ballast- oder Faserstoffe werden teilweise auch zu den sekundären Pflanzenstoffen gerechnet. Sie kommen ausschließlich in pflanzlichen Lebensmitteln vor, am meisten im Getreide (siehe 12.3). Sie können von den menschlichen Verdauungssäften nicht resorptionsfähig zerkleinert werden, verbleiben deshalb im Darm. Dort quellen sie bei ausreichender Trinkmenge auf und verbessern den Sättigungseffekt der Nahrung und die entschlackende Darmtätigkeit (siehe Seite 125). Außerdem können sie im Darm Cholesterin und deren Abbauprodukte, die Gallensäuren, binden und so deren Ausscheidung fördern.

Im Darmlumen können sie auch Gift- und Schadstoffe binden und deren Resorption vermindern. Über die Beschleunigung der Darmpassage helfen sie gegen Verstopfung und schützen die Darmschleimhaut und deren Immunzellen gegen zu langen Kontakt mit Schad- und Reizstoffen. Über diese verschiedenen günstigen Wirkungen haben Ballaststoffe auch eine anticancerogene, also gegen Krebs schützende Wirkung.

12.8 Antioxidantien

Die genannten sekundären Pflanzenstoffe sind in ihren antioxidativen Wirkungen, wie gesagt, noch nicht lange erforscht und bekannt. Schon gar nicht bei der sog. Schulmedizin, bei der der Ernährung leider nur geringe Beachtung zukommt. Sie befaßt sich seit einiger Zeit aber auch mit den quantitativ meßbaren sog. Antioxidantien Beta-Karotin (Pro-Vitamin-A), Vitamin C und E und Selen.

Man spricht heute von einem oxidativen Schutzsystem des Körpers gegen die potentiell gesundheitsgefährdende Wirkung des sog. oxidativen Stresses der Körperzellen durch übermäßige Entstehung von sog. freien Radikalen. Freie Radikale sind instabile, hochreaktive, chemische Verbindungen mit einem oder mehreren ungepaarten Elektronen am Sauerstoff. Sie sind dadurch in der Lage, einzelne Elektronen von anderen Molekülen abzuspalten und so eine Kettenreaktion mit Bildung neuer freier Radikale auszulösen. Freie Radikale entstehen bei oxidativem Streß aus Sauerstoff, entweder endogen in den Zellen bei erhöhtem Stoffwechsel oder unter dem exogenen Einfluß von Ozon, Stickoxiden sowie bei UV- oder radioaktiver Strahlung oder auch beim Rauchen. Die wichtigsten Vertreter sind das Superoxidanion bzw. Singulettsauerstoff O_2 minus, das Hydroxyl-Radikal HO und das Peroxid-Radikal ROO.

Die physiologische, natürliche Bedeutung von Reaktionen freier Radikale liegt im Immunsystem, indem dessen Zellen Erreger oder auch Krebszellen durch Radikale zerstören, außerdem in der Inaktivierung von Fremd- und Schadstoffen und im normalen Alterungsprozeß, da das antioxidative Schutzsystem mit zunehmendem Alter nachläßt. Deshalb haben Antioxidantien eine positive Wirkung gegen Alterungsprozesse.

Wenn im Übermaß vorhanden, haben freie Radikale jedoch oxidative, zellschädigende Wirkungen 1. auf die Phospholipid-Strukturen der Zellmembranen, in denen eine zerstörende Kettenreaktion ausgelöst wird; so können entweder krankhaft veränderte oder aber auch gesunde Zellen zerstört werden. 2. auf das genetische Material des Zellkernes, dabei können lebensuntüchtige, aber auch krankhafte oder sogar Krebszellen entstehen. 3. führen übermäßig vorhandene freie Sauerstoff-Radikale zu vermehrter Oxidation von LDL-Cholesterin und damit zur Entstehung der Arteriosklerose; über diesen Mechanismus wirkt u. a. das Rauchen. Raucher haben insgesamt eine erhöhte Belastung durch freie Radikale aus dem Zigarettenrauch.

Das antioxidative Schutzsystem des Körpers besteht einerseits aus Enzymen, die in der Lage sind, freie Radikale zu zerstören. Diese Enzyme heißen Superoxid-Dismutase (kupfer- und zinkabhängig), Katalase- und Glutathion-Peroxidase; dieses letztere enthält in seinem Molekül das Spurenelement Selen und zeigt bei Selenmangel eine entsprechend verminderte Aktivität. Andererseits gibt es die nicht enzymatischen Schutzfaktoren; diese bestehen aus den antioxidativen Vitaminen E, C und Beta-Karotin bzw. den Karotinoiden. Sie sind in der Lage, mit den freien Sauerstoff-Radikalen chemisch so zu reagieren, daß sie diese unschädlich machen und werden deswegen auch als Radikalfänger oder Quencher (= Inaktivatoren) bezeichnet. Ein Molekül dieser Vitamine kann hundert und mehr Radikale inaktivieren. Sie wirken zusammen mit den antioxidativen Enzymen; im Gegensatz zu diesen müssen sie aber als essentielle Vitamine, genau wie das Selen, mit der Nahrung zugeführt werden.

Vitamin E (Tocopherol) wirkt als fettlösliches Vitamin in der Lipid-(Fett-)Schicht der Zellmembran und schützt hier die mehrfach ungesättigten Fettsäuren und die daraus gebildeten

Vorstufen der wichtigen Eicosanoide (siehe 12.4). Synergistisch zusammen mit Vitamin E arbeitet das wasserlösliche Vitamin C (Ascorbinsäure) im Zellplasma und Zellkern. Das Beta-Karotin und die Karotinoide wirken hauptsächlich in der Grundsubstanz zwischen den einzelnen Zellen.

Eine ausreichend hohe Zufuhr dieser Antioxidantien mit der Nahrung ist also wichtig zum Schutz vor oxidativem Streß mit erhöhter Bildung freier Radikale. Die Antioxidantien helfen dem Immunsystem bei chronisch-entzündlichen Krankheiten und Krebs, gegen Arteriosklerose, gegen vorzeitiges Altern und gegen die Entwicklung von „Grauem Star" (Katarakt), Morbus Parkinson und Morbus Alzheimer. Raucher haben einen deutlich erhöhten Verbrauch und damit deutlich erhöhten Bedarf.

Das fettlösliche Vitamin E ist besonders reichlich in pflanzlichen Ölen enthalten, besonders in Weizenkeim- und Sonnenblumenöl, aber auch in Oliven- und anderen pflanzlichen Ölen und natürlich in den entsprechenden Ölsaaten und -früchten und in den Vollgetreidekeimen, zusätzlich auch in dem Fett der Nüsse. Die weise Natur schützt in den Pflanzen die mehrfach ungesättigten Fettsäuren durch die gleichzeitige Anwesenheit des Antioxidans Vitamin E. Genau wie die MUFS ist auch das Vitamin E anfällig gegen Oxidation bei langer Lagerung und Erhitzung; deshalb müssen die Öle kaltgepreßt und natürlich frisch sein, sie werden beim Backen und Braten zerstört.

Das wasserlösliche Vitamin C ist besonders reichlich in Hagebutten und Sanddorn, in allen Zitrusfrüchten, schwarzen Johannis- und Erdbeeren, Kiwi und auch in Broccoli und Paprika, in allen Kohlsorten und in Petersilie vorhanden. Auch Vitamin C wird durch den Luftsauerstoff und durch Erhitzen zerstört. Die Früchte und Gemüse nach dem Anschneiden also bald essen bzw. immer frisch zubereiten.

Das fettlösliche Beta-Karotin und die Karotinoide kommen in den chlorophyllhaltigen grünen, roten und gelben Pflanzen vor, also besonders in Hülsenfrüchten und farbigen Gemüse- und Obstsorten, beim Getreide in den Keimen. Wegen der Fettlöslichkeit ist die Resorption im Darm bei Anwesenheit von Fett besser (kaltgepreßtes Öl an die Salatmarinade). Auch die Karotinoide sind luftsauerstoff- und hitzeempfindlich.

Selen ist reichlich vorhanden in Nüssen, Getreide und Hülsenfrüchten und in Fisch und Eigelb. Die Anwesenheit der antioxidativen Vitamine fördert die Selen-Resorption.

Ein erhöhter Bedarf beim nichtoxidativen Dysstreß (siehe 10.1) besteht an dem Mineralstoff Magnesium, als Ko-Faktor bei ca. 300 verschiedenen Enzymprozessen im Körper beteiligt, und an dem Spurenelement Zink, das als Ko-Faktor bei ca. 100 verschiedenen Enzymprozessen beteiligt ist. Magnesium und Zink sind reichlich in Nüssen, Getreide, Hülsenfrüchten und teilweise Milchprodukten enthalten.

12.9 Säure- und Basenbildner

Trotz großer Wechsel in der Außenwelt hält der menschliche Organismus in seiner Innenwelt viele wichtige Stellgrößen in einem relativ engen Bereich konstant. Dazu gehört auch der sog. Säure-Basen-Haushalt. Er hält das Verhältnis von Säuren und Basen (Alkalien) in Blut und Geweben innerhalb enger Grenzen trotz der großen Schwankungen von Menge und Zusammensetzung bei der Aufnahme mit Nahrung und Getränken und bei der körpereigenen Produktion, z. B. von saurem Magensaft und alkalischem Saft der Bauchspeicheldrüse.

Die Meßzahl ist der pH-Wert, reine Säure in Form von Wasserstoff-Protonen entspricht pH 0, reine Base in Form von Hydroxyl-Ionen entspricht pH 14. Das Blut hat einen pH-Wert um 7,4, die Körperzellen einen um 7,0, also in der Mitte, im Gleichgewicht der polaren Gegensätze. In Blut und Geweben und auch in der Nahrung gibt es sog. Puffersubstanzen, die Wasserstoff-Protonen oder Hydroxyl-Ionen binden und so neutralisieren können. Die Ausscheidung von Säure geschieht hauptsächlich über die Nieren, in zweiter Linie auch über die Lungen und die anderen Ausscheidungsorgane (siehe 6.3).

Die Schulmedizin vertritt den Standpunkt, daß alle mit der Nahrung aufgenommenen Säuren den Körper zu jeder Zeit vollständig verlassen. Sie schließt dies aus der Konstanz des Blut-pH-Wertes. Naturheilkundliche Mediziner und Ernährungswissenschaftler betonen demgegenüber die empirische Beobachtung, daß kranke Menschen oft diejenigen sind, die mehr säurebildende Nahrung zu sich nehmen. Die Hypothese ist, daß übermäßig aufgenommene Säure in der Grundsubstanz des Bindegewebes zwischen den Zellen abgelagert wird und die Funktion dieses wichtigen Regulationsgewebes negativ beeinträchtigt (siehe 7.1 „Entschlackung"). Hier entwickelt sich eine heilsame Wirkung des Fastens, denn im Fasten wird keine Säure aufgenommen (die Fastengetränke sind basenreich), aber viel Säure ausgeschieden.

Die Säure- oder Basenbelastung eines Lebensmittels wird hauptsächlich danach beurteilt, welchen Einfluß es auf den pH-Wert des Urins hat. Säurebildner führen zu einer Ansäuerung des Urins, Basenbildner zu einer Alkalisierung. Diese Methode ist natürlich sehr grob und von verschiedenen Variablen mitbeeinflußt, von seiten der Nahrung z. B. von Anbauweise, Alter, Lagerung, Verarbeitung und Zubereitung, von seiten des menschlichen Organismus z. B. von Pufferkapazität von Gewebe, Blut und Urin und Ausscheidung von Säure über die Lungen, Galle und Darm. Trotz dieser Variablen hat sich aber die oben genannte empirische Korrelation von krank = säureüberlastet immer wieder bestätigt und erklärt die heilsame Wirkung des Fastens und einer Ernährungsumstellung in Richtung auf mehr basische Lebensmittel.

Stark säurebildend sind vor allem eiweißreiche, und von diesen wiederum besonders tierische Lebensmittel durch den hohen Gehalt an Schwefel- und Phosphorsäuren, also Fleisch, Wurst, Fisch und Eier. Hier zeigt sich die empirische Beobachtung der Gleichzeitigkeit von Eiweißüberernährung und -übersäuerung bei der Verschlackung der Grundsubstanz. Aber stark säurebildend sind auch Süßigkeiten, Weißmehlprodukte, Alkohol und Kaffee.

Schwach säurebildend sind Milchprodukte, Vollkornprodukte und Nüsse.

Schwach basenbildend sind Milch und Hülsenfrüchte.

Stark basenbildend sind Blattsalate, Gemüse und Obst durch den hohen Gehalt an Kalium. Gute Basenbildner sind auch die Zitrusfrüchte; sie sind chemisch alkalisch, obwohl sie sauer schmecken.

Diese Beobachtungen decken sich mit den Empfehlungen der Vollwerternährung mit überwiegend basenbildender, vegetarischer Kost. Es zeigt sich, daß die Getränke des Buchinger-Heilfastens mit Gemüsebrühe und Fruchtsäften basenbildend und somit säureausscheidungsfördernd sind. Die Säureausscheidung läßt sich im und außerhalb des Fastens steigern durch Gabe von sog. Basenpulvern, die die alkalischen Mineralien Kalium und Magnesium, gebunden an alkalische Zitronensäuresalze (Zitrate) oder auch Natriumbikarbonat enthalten; letzteres wird z. B. auch bei Magenübersäuerung, der Säureausscheidung über den Magen, als Puffer verwendet.

12.10 Energetische Betrachtung nach dem Tao-System
Die Ernährungslehre der Traditionellen Chinesischen Medizin (TCM) teilt die Nahrung ein nach Yin- und Yang-Qualitäten.

Yin-Nahrung ist feucht (stark wasserhaltig), weich, kalt (roh), eher mild und süß (Kohlenhydrate in Getreide und Obst), erdverbunden, ruhig und unbeweglich (pflanzlich). Es ist also die basenbildende, vegetarische Nahrung.

Yang-Nahrung ist trocken (konzentriert), hart, heiß, scharf und salzig, nicht in der Erde verwurzelt, beweglich (Tier, eiweißbetont). Es ist also die säurebildende Nahrung, zu der auch bei den Chinesen der Alkohol und der Kaffee gehören.

Wenn Ost und West unabhängig voneinander zu gleichen Erkenntnissen kommen, spricht das für die Wahrheit dieser Ergebnisse. Die Analogie des Tao-Systems bestätigt, daß der Mensch ist, was er ißt; wie von außen, so innen und nach außen. Der Yin-ernährte Vegetarier ist eher emotional gefühlvoll, weich, introvert, passiv abwartend, geschehen-lassend. Der Yang-Ernährte mit Fleisch, Wurst, Alkohol und Kaffee ist eher rational-analytisch denkend, hart, extrovert, aktiv, machen-wollend. Laotse würde den Yin-Charakteren die Yang-Nahrung und den Yang-Typen die Yin-Nahrung empfehlen auf dem Weg zu Ganzheit und Erleuchtung!

Zum Schluß aus Laotses Tao-Te-Ching der 33. Vers mit der Überschrift „Selbsterkenntnis":

Wer andere erkennt, ist gelehrt;
wer sich selbst erkennt, ist weise.
Wer andere besiegt, hat Muskelkräfte;
wer sich selbst besiegt, ist stark.
Wer zufrieden ist, ist reich.

Wer entschlossen ist, hat Willensstärke.
Wer seine Mitte nicht verliert, der dauert;
wer stirbt, während seine Energie bleibt,
hat ein langes Leben.

Anhang:
Jahreskreis und Lebenskreis

Die zwölf astrologischen „Häuser" und die zwölf Lebensabschnitte

In Kapitel 5 bin ich kurz auf die verschiedenen Jahreszeiten eingegangen, die jede ihren eigenen, besonderen Rahmen für eine Heilfastenzeit abgeben. Der Jahreskreis ergibt sich aus dem Lauf der Erde um die Sonne, bei dem es vier besondere Punkte gibt, die den Jahreskreis in unseren mittleren, westlich-christlichen Breiten der nördlichen Halbkugel folgendermaßen prägen:

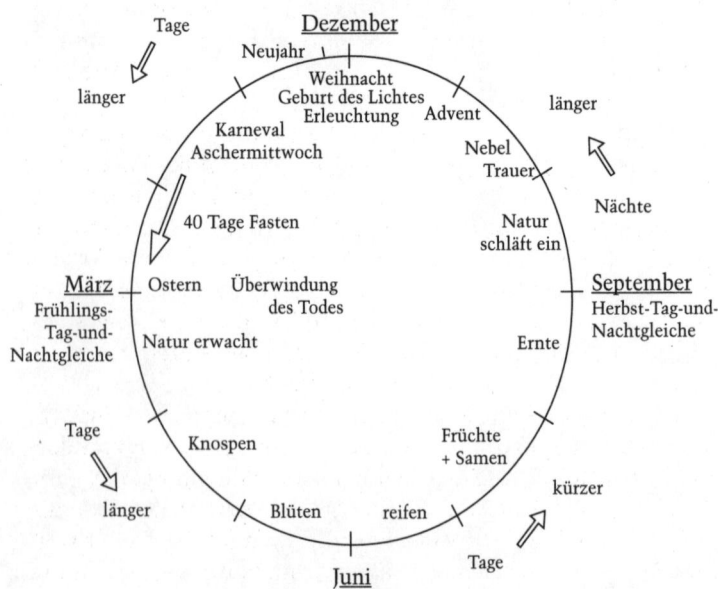

Introversion
längste Nacht
Wintersonnenwende

Tage

Dezember

Neujahr

länger

Weihnacht
Geburt des Lichtes
Erleuchtung   Advent

länger

Karneval
Aschermittwoch

Nebel
Trauer

Nächte

40 Tage Fasten

Natur
schläft ein

<u>März</u>   Ostern   Überwindung
des Todes
Frühlings-
Tag-und-
Nachtgleiche   Natur erwacht

<u>September</u>
Herbst-Tag-und-
Nachtgleiche

Ernte

Tage

Knospen

Früchte
+ Samen

länger   Blüten   reifen

kürzer

Tage

Juni
Sommersonnenwende
kürzeste Nacht
Extroversion

146

Die Wintersonnenwende (WSW) am 21.12. ist der Beginn des Winters an dem Punkt, wo nach der längsten Nacht des Jahres die Nächte allmählich wieder kürzer und die Tage wieder länger werden. Hier feiert man aus esoterischer Sicht die Geburt des geistigen Lichtes in der exoterischen Dunkelheit des Heiligen Abends und aus exoterischer Sicht das Neujahrsfest mit dem bunten Feuerwerk aus Freude darüber, daß das Licht mit den länger werdenden Tagen die Dunkelheit besiegt hat. Ähnliche Freudenfeiern aus dem gleichen Grund gibt es an Lichtmeß und am Funkensonntag. In der Mitte des Winters sind die Feiern des Karnevals, in den nördlichen Breiten auch ein Freudenfest zur Vertreibung des Winters, insgesamt aber eine Zeit von Ausgelassenheit und Fröhlichkeit und der Abschied vom Fleisch-Essen (carne val = Fleisch leb wohl) vor der Fast-Nacht, der Nacht, mit der im christlichen Bereich die 40tägige, fleischlose Fastenzeit beginnt. Sie war gedacht als Verzichts- und Reinigungsübung für Körper, Seele und Geist; der Verzicht auf Nahrung und Genußmittel von außen übt das Loslassen als Vorbereitung des Sterbens am Karfreitag, und die Reinigung bereitet das Fest der Auferstehung an Ostern vor.

Mit zunehmendem Licht wird es wärmer, es weicht der Frost, es schmilzt der Schnee, und die winterschlafende Natur feiert die Stunde ihrer Auferstehung und Wiedergeburt am 21.03., dem Frühlingsbeginn, der Frühlings-Tag-und-Nachtgleiche (FTNG). An diesem Termin feiern die Christen Karfreitag und Ostern in analoger Freude über die Überwindung des Todes der Materie, der grobstoffliche Körper stirbt am Kreuz, nach drei Tagen gefolgt von der Auferstehung an Ostern. Das Kreuz ist in der christlichen Kirche das Symbol des Leidens am Karfreitag, des Leidens auf der polaren Erde. Es ist auch das Symbol für Demut („Nicht mein, sondern dein Wille geschehe") und das Symbol für Gnade und Liebe, denn Christus hat unser Leid auf sich genommen. Außerdem gibt es ein Symbol für die Freude über die Auferstehung an Ostern: In unseren Breiten feiert an Ostern die Natur Auferstehung, und ihr alljährliches Neu-Erblühen ist für viele Menschen das Symbol für die Auferstehung; deswegen stehen meist frische Blumen am Altar. In der Natur schenkt uns der göttliche

Schöpfer seine ganze Herrlichkeit und Schönheit als Beweis seiner Liebe.

Nachdem die Tageslänge immer schneller zugenommen und die Natur sich immer mehr entfaltet hat, erreicht am 21.06. die Sonne in den nördlichen Breiten ihren höchsten Stand und ihre längste Strahlungsdauer. Die Sommersonnenwende (SSW) markiert den längsten Tag des Jahres und den Sommeranfang. Die Natur zeigt den Höhepunkt der Extroversion, der Öffnung nach außen, mit ihrer Pracht von Formen, Farben und Düften. Ab diesem Tag zieht sie sich schon ganz allmählich von außen nach innen zurück, von der Blüte in die Früchte und die Samen.

Am 21.09. ist die Herbst-Tag-und-Nachtgleiche (HTNG), die Früchte des Sommers werden geerntet, und wir feiern Erntedank. Es ist Herbstanfang und sichtbarer und spürbarer Beginn der Nach-innen-Wendung der Natur, die mit der bunten Laubfärbung ein stimmungsvolles Abschiedsfest feiert. Dies ist die Zeit, in der der Mensch über den Tod nachdenkt an Tagen wie Allerheiligen, Allerseelen, Volkstrauertag und Totensonntag. Wie die Natur wendet auch er sich mit den kürzer werdenden, oft nebligen Tagen und den länger werdenden Abenden zunehmend nach innen. Dies ist die zweite typische Fastenzeit im Jahreskreis, wieder verbunden mit der Begegnung von Abschied und Tod und innerer Reinigung als Vorbereitung der Geburt des inneren, des geistigen Lichtes, die dann im Advent beginnt und an Weihnachten gefeiert wird. So schließt sich der Kreis des Lebens und des Jahres, der Kreis als Symbol der Unendlichkeit und des ewigen Wechsels und Wandels.

Im irdischen Bereich wird der Kreis mit den Sonnenwenden und den Jahreszeiten in vier geteilt; vier ist die Zahl des Irdischen (siehe Kapitel 11). Multipliziert man die irdische Vier mit der göttlichen Drei, so erhält man die Zwölf, die zwölf Monate des Jahreskreises und die zwölf sog. „Häuser" oder Grundthemen der Astrologie.

Die Astrologie (siehe Einleitung) ist die Weisheitslehre, die das Prinzip „wie oben – so unten" anwendet, indem sie Beobachtungen am Sternenhimmel in analoge Beziehungen setzt zu den Vorgängen des Lebens auf der Erde und zum individuellen Menschen mit seinen Stärken und Schwächen.

Da das Leben des Menschen von Geburt über Tod zu Wiedergeburt auch einen Kreis beschreibt, können wir nun einen analogen Vergleich der zwölf Monate mit dem Lauf der Natur durch den Jahreskreis und den zwölf astrologischen Themen ziehen. Diese sind zwölf Themen im Lebenskreis des Menschen, wobei ein Thema immer sieben Lebensjahre (sieben = vier + drei) betrifft, und es sind gleichzeitig zwölf verschiedene Persönlichkeitsmerkmale des Menschen.

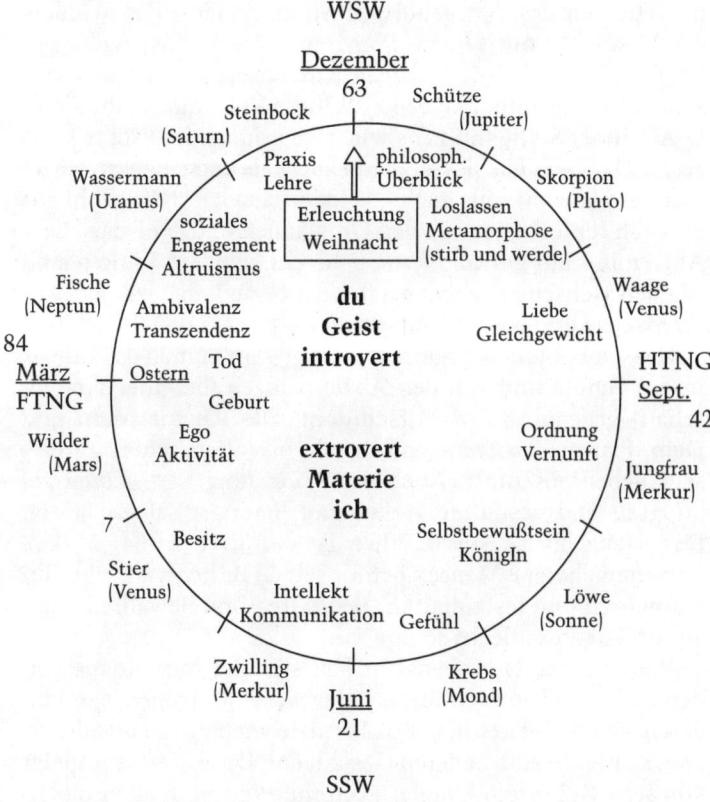

Beginnen wir diese Analogie naheliegenderweise bei der Geburt. Diese ist sowohl in der Natur als auch in der esoterischen Astrologie und auch im Christentum am Frühjahrspunkt, der Frühlings-Tag-und-Nachtgleiche, an Ostern, der Auferstehung von den Toten.

Der neugeborene Mensch ist anfangs noch ganz auf die Symbiose mit der Mutter angewiesen. Zunehmend entfernt er sich aber von ihr und probiert seine Möglichkeiten und Grenzen aus, entwickelt sein Ich, sein Ego voller Energie, Aktivität und Tatendrang. Die Themen *Ego und Aktivität* beherrschen den Lebensanfang der ersten sieben Lebensjahre, und sie beherrschen ebenso den Frühlingsanfang, wo der Bauer im Schweiße seines Angesichts seinen Acker bereitet. Sie sind die Themen des dazugehörigen Sternzeichens, des Widders (21.03.–21.04.) mit seinem Planeten Mars und der widdergeborenen Persönlichkeit. Laotse würde sagen, es ist die typische Yang-Persönlichkeit mit all ihren Vor- und Nachteilen.

An dieser Stelle muß das wichtige Prinzip der Esoterik angesprochen werden, das sowohl Laotse als auch die Astrologie kannte: „Sowohl – als auch": Widder-„Power" ist sowohl gut als auch schlecht, je nach den Umständen und der Dosis. Ego-Aktivität kann gut und kann schlecht sein. Im Prinzip sind Widder-Menschen eher gefährdet bezüglich der aktiven Streßachse und des Herzinfarktes.

Das 7. bis 14. Lebensjahr ist geprägt vom Lernen des Kindes in der Schule und von den Abgrenzungen (bei aller Freundschaft) gegenüber den Mitschülern. Das Thema Mein und Dein, Haben, *Besitzen-* und Behalten-Wollen gehört zu diesem Lebensabschnitt. Auch der Bauer umgrenzt seinen gepflügten und bestellten Acker und markiert seinen Besitz. Das dazugehörige Sternzeichen ist der Stier (21.04.–21.05.). Der stiergeborene Mensch betont seinen Besitz, versucht, ihn zu mehren und festzuhalten. Festhalten und Bewahren kann gut und kann schlecht sein.

Vom 14. bis 21. Lebensjahr löst sich der Jugendliche von den Eltern und probiert in der Pubertät seine eigenen, ganz anderen Möglichkeiten aus. Das Berufsleben fängt an und die ersten Kontakte zum anderen Geschlecht. Diese Zeit ist geprägt von sehr viel *intellektueller Kommunikation* in allen möglichen Richtungen. Das ist das Thema des Zwillings (21.05.–21.06.) und seines Planeten Merkur (auch der Götterbote). Zwillinge sind zwei, die miteinander kommunizieren. Der Zwilling-Geborene redet oder schreibt gern viel und ist beruflich oft in den Medien anzutreffen. Viel reden kann gut und kann schlecht sein.

Mit dem 21. Lebensjahr ist der Frühling des Lebens vorbei. Es ist Sommeranfang (21.06.), alles steht in voller Blüte. Auch der Mensch hat hier seine höchste Leistungsfähigkeit. Jetzt wird die berufliche Karriere begonnen mit Erfolgs- und Mißerfolgserlebnissen, und es ist die Zeit der Partnerwahl mit ebensolchen Erlebnissen und Erfahrungen. Das Thema ist der Bereich der *Gefühle*, die Wärme des Sommers paßt dazu. Das Sternzeichen ist der Krebs (21.06.–21.07.), der dazugehörende Planet der Mond, im Tao-System assoziiert mit Yin, Wasser, Gefühl und Intuition. Krebsgeborene sind meist sehr gefühlsbetont und sensibel. Sensibilität kann gut und kann schlecht sein.

Zwischen dem 28. und 35. Lebensjahr wird zielstrebig eine berufliche Position angestrebt, in der man sich „oben" fühlt. Im privaten Bereich werden analog zur Natur die Samen in reife Früchte verwandelt, Kinder werden gezeugt und geboren. Man fühlt sich auf dem Höhepunkt des Glücks, ganz *selbstbewußt*, wie ein *König* auf dem Thron. Der König der Tiere ist der Löwe, zum Sternzeichen Löwe (21.07.–21.08.) gehört als Planet die Sonne, von deren Glanz sich der Löwe bestrahlen läßt, so auch der Löwe-Geborene. Selbstbewußter König zu sein kann gut und kann schlecht sein.

Zwischen dem 35. und 42. Lebensjahr geht der Sommer zu Ende, die ersten Früchte werden geerntet, auch im beruflichen und familiären Bereich. Der Mensch zieht Lebensbilanz, schaut zurück auf das, was er erreicht hat, und nach vorn auf das, was er noch erreichen möchte. Er wägt mit *Vernunft* ab und bringt *Ordnung* in sein Leben, so wie in der Natur der Bauer die Ernte auch ordentlich verstaut. Wie die Jungfrau Sauberkeit und Ordnung liebt, ist der Jungfrau-Geborene (21.08.–22.09.) ein ordnungsliebender Mensch. Vernunft und Ordnung können gut und können schlecht sein.

Mit dem 42. Lebensjahr ist die Lebensmitte erreicht, die Hälfte des Lebenskreises ist vorbei, und der Mensch erlebt so etwas wie eine „Midlife Crisis", eine Krise der Lebensmitte unter der Frage: Soll das schon alles gewesen sein, es gibt doch so viele Möglichkeiten, und so viele davon könnte ich noch ausprobieren. Aber in der Regel ist er jetzt privat und beruflich „etabliert", er hat sich eingerichtet. Auch in der Natur ist die Hälfte des Jahreskreises vorbei, es ist Herbstanfang, Herbst-Tag-und-Nachtgleiche; jetzt werden die Nächte länger als die Tage, und die Natur zieht sich langsam nach innen zurück. Die dunklere Jahreshälfte beginnt, die introverte, nach innen gehende. So auch für den Menschen. In der zweiten Lebenshälfte wird das Leben nach außen allmählich weniger und ruhiger, dafür sollte das Leben nach innen zunehmen, ein inneres Wachstum stattfinden. Extrovert zu sein kann gut und kann schlecht sein.

Ein Symbol für das *Gleichgewicht*, die Ausgewogenheit von zwei Hälften, ist die Waage. Deshalb ist für diesen Zeitraum vom 22.09.–22.10. das Sternzeichen die Waage mit dem Thema der Ausgewogenheit; der dazugehörige Planet ist die Venus, Symbol für das Weibliche. Wir sind im 7. Haus, das innerhalb der Polarität der Zwölf gegenüber vom 1. Haus liegt, dem Haus von Widder und Mars, von männlicher Energie und Aktivität. Nachdem die erste Lebenshälfte überwiegend der Ich-Entwicklung diente, geht es in der zweiten Lebenshälfte auch um das Gleichgewicht von Ich und Du. In dieser Midlife Crisis gibt es oft Partnerschaftskrisen, die zum Zerbrechen oder zum Reifen der *Liebe* führen. Das Du ist auch die Gesellschaft, man wendet sich jetzt mehr auch sozialen, politischen und ökologischen Themen zu. Die Waage-Persönlichkeit ist ausgeglichen. Ausgewogenheit kann gut und kann schlecht sein.

Die Zeit zwischen dem 49. und dem 56. Lebensjahr sind die Wechsel- oder Wandlungsjahre, nicht nur hormonell und nicht nur bei der Frau, sondern bei beiden Geschlechtern. Der Mensch spürt die mehr oder weniger langsam nachlassende Belastbarkeit, das äußere Programm muß reduziert werden, nach innen müssen neue Werte gefunden werden, auch in der Partnerschaft, wenn jetzt die Kinder mehr oder weniger endgültig in die Selbständigkeit entlassen werden sollen. Altgewohntes muß aufgegeben, Neues ausprobiert werden. Der persönliche Besitz aus dem polar gegenüberliegenden 2. Haus des Stieres muß *losgelassen* werden. Das ist da mit Schmerz und Leid verbunden, wo Festhalten vorherrscht. Die Natur zieht sich weiter zurück, draußen sind zwischen dem 22.10. und dem 22.11. die November-Nebel. Man gedenkt des Todes und der Toten (Allerheiligen, Allerseelen, Volkstrauertag, Totensonntag). Das Thema des Sternzeichens Skorpion und des dazugehörenden Planeten Pluto ist der *Wandel,* das Sterben des Alten und das Geborenwerden des Neuen. Das ist, wie oben gesagt, eine klassische Fastenzeit. Der Skorpion-Geborene ist experimentierfreudig, gibt Altes leicht auf (im Gegensatz zum gegenüberliegenden Stier), probiert Neues aus. Das kann gut und kann schlecht sein.

Zwischen dem 56. und dem 63. Lebensjahr erreicht der Mensch meist den Höhepunkt seiner (Lebens-)Erfahrung und seines Wissens. Er hat den Überblick, manche früher, manche später. Diese Lebens-Weisheit wird noch an die jüngere Generation weitergegeben, bevor man sich jetzt aus dem aktiven, extroverten Berufsleben in den „Ruhestand" begibt. Der 22.12. ist astrologisch der höchste Punkt des Jahreskreises, in der Natur die Wintersonnenwende mit der längsten Nacht des Jahres, esoterisch die Geburt des Lichtes im Menschen an Weihnachten, seine Erleuchtung auf dem Höhepunkt des Wissens. Das Sternzeichen ist der Schütze (22.11.–22.12.), der Planet ist Jupiter, das Thema der *Überblick* von oben. Der Schütze-Geborene ist gern oben, z. B. auf Bergen, philosophiert und kommuniziert nicht mehr für das Ego, wie im gegenüberliegenden 3. Haus der Zwillinge, sondern sucht den Überblick über das Ganze für das Ganze.

Mit ca. 63 Jahren ist der Mensch jetzt pensioniert oder berentet im Ruhestand. Er ist aber heutzutage körperlich oft noch recht fit und kann bis zum 70. Lebensjahr sein Wissen und seine Erfahrung zum Wohl aller einsetzen, z. B. durch Ehrenämter oder karitative Tätigkeiten. An die Stelle des Gefühls der rosaroten Zeiten des Lebenssommers im 4. Haus des Krebses tritt jetzt das liebende Mitgefühl mit den sozial Schwächeren und Benachteiligten im 10. Haus des Steinbocks (22.12.–21.01.), der Planet ist Saturn. Was hier passiert, der Übergang von Weisheit und Wissen zu liebendem Mitgefühl, wird im Mahayana-Buddhismus Bodhisattva-Bewußtsein genannt (siehe Seite 19), entspricht in den Ochsenbildern des Zen (siehe Seite 21) dem Übergang vom 9. zum 10. Bild und im christlichen Bereich dem Weihnachtsgeschehen. Zu Weihnachten inkarniert sich die göttliche Liebe, wird Fleisch auf der Erde. Die Theorie der Liebe wird auf der Erde praktisch gelebt. Die Feier der Geburt Jesu wurde im Konzil von Nizäa 325 n. Chr. unter Kaiser Konstantin und seinen weisen Beratern auf diesen Tag gelegt in Ablösung des Festes „des unbesiegbaren Sonnengottes", der jetzt nach der Wintersonnenwende wieder aufzusteigen beginnt. Man nimmt heute als ziemlich sicher an, daß der Stern von Bethlehem, dem die weisen Astrologen aus Babylon gefolgt sind, eine sog. Konjunktion, ein Zusammenstehen der Planeten Jupiter (Schütze) und Saturn (Steinbock) am Himmel war, astronomisch im Jahre 7 v. Chr.

Das Thema von Weihnachten, die Menschwerdung des Göttlichen, ist das *praktische Umsetzen* von theoretischem Wissen, besonders der Liebe, auf dieser Erde. Steinbock-Geborene sind (wie auch Jesus Christus) oft gute Lehrer. Dieses Umsetzen im Alltag ist oft schwierig, ähnlich schwierig wie die Lebensbedingungen des Steinbocks oben auf den Bergen zwischen Himmel und Erde. Der Saturn gilt in der Astrologie als der Planet der Schwierigkeiten.

Zwischen 70 und 77 Jahren ist für viele die Vorbereitung auf den Übergang, auf das Loslassen und Verlassen des Körpers, angesagt. Die verbliebenen Kräfte und Fähigkeiten möchte man aber weiter gern für andere zur Verfügung stellen und einsetzen. Man muß nicht mehr König sein, wie im 5. Haus des Löwen, aber man möchte weiter dem Gemeinwohl dienen, nicht in Egoismus, sondern in Altruismus, mein Ich für das Du der anderen, wie im Leben von Jesus Christus. Das Sternzeichen dieses 11. Hauses heißt Wassermann (21.01.–21.02.), der Planet ist Uranus. Viele sagen, daß wir zur Zeit im Wassermann-Zeitalter leben und dieses Wassermann-Thema Altruismus statt Egoismus lernen und leben müssen, wenn wir überleben wollen.

Spätestens mit etwa 77 Jahren ordnet der Mensch nun endgültig sein Leben und seine Dinge, sortiert die Ernte seines Lebens und bereitet den Übergang vor. Das Ordnen der Jungfrau im 6. Haus geschieht nicht mehr für das Ich, sondern jetzt im 12. Haus der Fische (21.02.–21.03.) mit dem Planeten Neptun für die anderen, die noch im Diesseits verbleiben werden, wenn der Mensch ins Jenseits hinübergeht und nach dem Tod dann dort auferstehen wird. Das ist wieder das Fastenthema mit dem Verzicht-Üben, Loslassen-Lernen und Sich-nach-innen-Wenden. Es ist die klassische Fastenzeit als Vorbereitung auf Ostern.

Für den „normalen Sterblichen" ist dieser Übergang, diese *Transzendenz*, verbunden mit Ängsten vor dem Neuen und Ungewissen des Jenseits, die teilweise resultieren aus der Fegefeuer-Geschichte der Institution Kirche. Ein Teil im Menschen möchte nicht loslassen, hängt noch am Diesseits. Das Symbol der zwei Fische, von denen der eine nach hier, der andere nach dort schwimmt, drückt diese *Ambivalenz* aus. Fische-Geborene sind oft ambivalent, können (sich) schlecht entscheiden, sind oft auch spirituelle Menschen, die von der Transzendenz von Karfreitag und Ostern wissen. In diesem Geschehen schließt sich der Kreis des ewigen Lebens mit Sterben und Wiedergeborenwerden.

Dank

Mein Dank gilt zunächst Frau Dr. Karin Walter vom Herder-Verlag, die mir die Anregung und die Gelegenheit zu diesem Buch gab und den Entstehungsprozeß sehr wohlwollend und wohltuend begleitete und betreute.

Ich danke Frau Rita Lang-Winkels für das phantastisch zügige Schreiben und geduldige Korrigieren des Manuskriptes.

Ich danke von Herzen den AutorInnen der Bücher und Veröffentlichungen, die ich im Literaturverzeichnis zusammengestellt habe, für das, was sie mir damit gegeben und zum Ganzen beigetragen haben.

Mein herzlicher Dank gilt allen, von denen ich bis heute das lernen durfte, wovon ich in diesem Buch geschrieben habe und wie ich davon geschrieben habe. Es war für mich beglückend zu erleben, wie im Prozeß des Schreibens gerade zur rechten Zeit hilfreiche Begegnungen und Erlebnisse geschahen; für Führung und Fügung in meinem Leben bin ich sehr dankbar.

Wo Sie, verehrte Leserin und Leser, einzelne Gedanken und Formulierungen in diesem Buch nicht mitvollziehen konnten, bitte ich um Toleranz und Nachsicht; es sind meine derzeitigen, ganz persönlichen Ansichten. Ich danke Ihnen dafür.

Literatur

Achterberg, J.: Gedanken heilen, Rowohlt 1985.
Anemüller, H.: Das Grund-Diät-System, Hippokrates Verlag 1980.
Berne, E.: Spiele der Erwachsenen, Rowohlt Verlag 1964.
Brantschen, N. SJ.: Erfüllter Augenblick, Benziger Verlag 1990.
Brantschen, N. SJ.: Der Weg ist in dir, Benziger Verlag 1992.
Brantschen, N. SJ.: Fasten neu erleben, Herder/Spektrum Bd. 4058, Freiburg 1992.
Buchinger, M., Friebe, R., Goedde, W., Klepzig, H., Kuhn, Ch., Platzer, G., Wilhelmi de Toledo, F.: Heilfasten ist nicht Hungern, TRIAS Verlag 1990.
Buchinger, M. (Hrsg.): Heilfasten – Die Buchinger Methode, dtv-Ratgeber 36 501, 1994.
Buchinger, O.: Das Heilfasten, Hippokrates Verlag 1935.
Buchinger, O.: Unterwegs, Verlag Leonhard Friedrich 1946.
Buchinger, O.: Ums Ganze, Verlag Leonhard Friedrich 1947.
Buchinger jun., O./Buchinger, A.: Das heilende Fasten, Dr. Werner Jopp-Verlag 1991.
Capra, F.: Das Tao der Physik, Scherz Verlag 1975.
Capra, F.: Wendezeit, Scherz Verlag 1982.
Carnegie, D.: Sorge dich nicht, lebe, Scherz Verlag 1994 (1944).
Dahlke, R.: Bewußt Fasten, Urania Verlag 1980.
Dalai Lama XIV: Logik der Liebe, Goldmann Verlag 1984.
Dalai Lama XIV: Der Schlüssel zum Mittleren Weg, Dharma Edition 1991.
Dalai Lama XIV: Zeiten des Friedens, Herder/Spektrum Bd. 4065, 1992.
Dammholz, M.: Der ganze Mensch, Karl F. Haug Verlag 1985.
Dethlefsen, Th. u. Dahlke, R.: Krankheit als Weg, C. Bertelsmann Verlag 1983.
Dürckheim, Graf K.: Hara – Die Erdmitte des Menschen, O. W. Barth Verlag.
Dürckheim, Graf K.: Vom doppelten Ursprung des Menschen, Herder Verlag 1973.
Dürckheim, Graf K.: Mein Weg zur Mitte, Herder Verlag 1979.
Enomiya-Lassalle, H. M.: Erleuchtung ist erst der Anfang, Herder/Spektrum Bd. 4048, 1991.

Enomiya-Lassalle, H. M.: Zen – Weg zur Erleuchtung, Herder/Spektrum Bd. 4121, 1992 (1959).

Enomiya-Lassalle, H. M.: Der Versenkungsweg, Herder/Spektrum Bd. 4142, 1992 (1968).

Fahrner, H. H.: Fasten als Therapie, Hippokrates Verlag 1985.

Furtmayr-Schuh, A.: Postmoderne Ernährung, TRIAS-Verlag 1992.

Grün, A. OSB: Fasten, Vier-Türme-Verlag Bd. 23, 1984.

Grün, A. OSB: Der Anspruch des Schweigens, Vier-Türme-Verlag Bd. 11, 1984.

Grün, A. OSB: Gesundheit als geistliche Aufgabe, Vier-Türme-Verlag Bd. 57, 1989.

Heine, H.: Lehrbuch der biologischen Medizin, Hippokrates Verlag 1991.

Hölz, G. u. Million, H.: Die Cholesterin Minus Kur, Falken Verlag 1991.

I Ging, übers. v. R. Wilhelm, Diederichs Verlag 1973.

Juchli, J.: Heilen durch Wiederentdecken der Ganzheit, Kreuz Verlag 1985.

Kaplau, Ph. (Hrsg.): Die drei Pfeiler des Zen, O. W. Barth Verlag 1965.

Kaptchuk, T. J.: Das große Buch der chinesischen Medizin, O. W. Barth Verlag 1983.

Kjeldsen-Kragh, J.: Controlled trial of fasting and one-year vegetarian diet in rheumatoid arthritis, Lancet 1991, 338: 899–902.

Koerber, K. von, Männle, Th., Leitzmann, C.: Vollwert-Ernährung 1981, 7. vollkommen neubearbeitete Auflage, Haug Verlag 1993.

Kuhn, Ch.: Fasten bei Rheumatoider Arthritis, Ärztezeitschr. f. Naturheilverf. 9/88, 29. Jg., S. 702–714.

Kuhn, Ch.: Einflüsse des Fastens auf die kardiozirkulatorischen Risikofaktoren, Ärztezeitschr. f. Naturheilverf. 6/91, 32. Jg., S. 469–477.

Kuhn, Ch.: Fasten – vorbeugend, ganzheitlich und heilend, Der Naturarzt 4/92.

Kuhn, Ch.: Fasten – Physiologie und methodische Notwendigkeiten, Ärztezeitschr. f. Naturheilverf. 7/92, 33. Jg., S. 569–576.

Kuhn, Ch.: Heilfasten bei Rheumatoider Arthritis, Der Naturarzt 11/93, S. 578–598.

Kuhn, Ch.: Psycho-Neuro-Immunologie, Ärztezeitschr. f. Naturheilverf. I/95, 36. Jg. S. 41–47.

Kuhn, Ch.: Immunologische Befunde vor und nach 21tägigem Fasten, Ärztezeitschr. f. Naturheilverf. 8/95, 36. Jg. S. 610–617.

Leitzmann, C. u. Million, H.: Vollwertküche für Genießer. Falken Verlag.

LeShan, L.: Psychotherapie gegen Krebs, Klett-Cotta-Verlag 1986.

Lischka, N.: Fasten als Migränetherapie, Ärztezeitschr. f. Naturheilverf. 12/92, 33. Jg. S. 976–982.

Lützner, H.: Wie neugeboren durch Fasten, Gräfe und Unzer Verlag 1976.

Lützner, H.: Aktive Diätetik, Hippokrates Verlag 1993.

Meister Eckehart, Deutsche Predigten und Traktate, Carl Hanser Verlag 1963.

Ornish, D.: Can lifestyle changes reverse coronary heart disease? Lancet 1990, 336:129–133.

Ornish, D.: Revolution in der Herztherapie, Kreuz Verlag 1992.

Pálos, St.: Chinesische Heilkunst, O. W. Barth Verlag 1984.

Platzer, G.: Wenn Yin und Yang im Gleichgewicht sind, Der Naturarzt 12/93.

Probst, K. J.: Das Fasten nach Shelton, Ärztezeitschr. f. Naturheilverf. 4/94, 35. Jg. S. 273–277.

Schrag, S.: Diabetestherapie mit Heilfasten, Ärztezeitschr. f. Naturheilverf. 10/92, 33. Jg.

Siegel, B.: Prognose Hoffnung, Econ Verlag 1986.

Simonton, O. C.: Wieder gesund werden, Rowohlt Verlag 1982.

Simonton, O. C.: Auf dem Wege der Besserung, Rowohlt Verlag 1993.

Sivananda Yoga Zentrum: Yoga, Gräfe und Unzer Verlag 1983.

Spaemann, H.: Das Prinzip Liebe, Herder Verlag 1986.

Spaemann, H.: Er ist dein Licht, Herder Verlag 1992.

Stangl, M. L. und A.: Hoffnung auf Heilung, Econ Verlag 1984.

Stangl, A.: Buddhismus, Econ Verlag 1993.

Thich Nhat Hanh: Das Wunder der Achtsamkeit, Theseus Verlag 1990 (1975).

Thich Nhat Hanh: Ich pflanze ein Lächeln, Goldmann Verlag 1991.

Thich Nhat Hanh: Lächle deinem eigenen Herzen zu. Wege zu einem achtsamen Leben, Herder Verlag 1995.

Tao-te-ching, übers. v. R. Wilhelm, Diederichs Verlag 1978.

Walsh, R. N. u. Vaugham, F.: Psychologie in der Wende, Rowohlt Verlag 1980.

Watzl, B.: Bioaktive Substanzen in Lebensmitteln, Hippokrates Verlag 1995.

Weber, W.: Hoffnung bei Krebs, Herbig Verlag 1994.

Wilber, K.: Das Atman Projekt, Junfermann Verlag 1980.

Wilber, K.: Mut und Gnade, Scherz Verlag 1991.

Wilhelmi de Toledo, F. G. u. Klepzig, H.: Kurze Geschichte des Fastens, Ärztezeitschr. f. Naturheilverf. 4/94, 35. Jg., S. 250–258.

Wilhelmi de Toledo, F. G.: Therapeutisches Fasten nach Buchinger und Immunsystem, Ärztezeitschr. f. Naturheilverf. 5/95, 36. Jg., S. 331–341.

Gesund leben

HERDER / SPEKTRUM